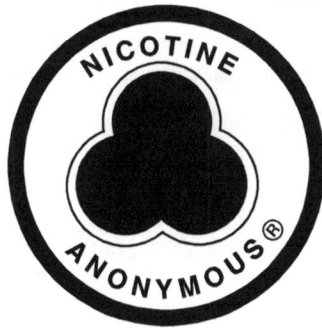

АНОНИМНЫЕ НИКОТИНОЗАВИС ИМЫЕ:

КНИГА

Первое издание

Всемирный офис Обслуживания Анонимных
Никотинозависимых
Даллас, Техас
2019

Based on the English edition of *Nicotine Anonymous: The Book*
Copyright © 2015, 2008, 2004, 2003, 1992, 1990 by Nicotine
Anonymous®*
6333 Mockingbird Lane, Suite 147-817
Dallas, TX 75214 USA

First Edition, 1992
Second Edition, 2003
Third Edition, 2004
Fourth Edition, 2008
Fifth Edition, 2015

ISBN-13: 978-0-9770115-5-1

Distributed by Epigraph Publishing Service

Анонимные Никотинозависимые: Книга ©2019 Nicotine
Anonymous®*
6333 Mockingbird Lane, Suite 147-817
Dallas, TX 75214
Первое издание, 2019

ISBN-13: 978-1-7338939-2-3

СОДЕРЖАНИЕ

ПРЕДИСЛОВИЕ v

Преамбула v

Четыре раздела vi

НОВАЯ СВОБОДА vii

ЧАСТЬ I: Наша история 1

ЧАСТЬ II: Вопросник и лучшие цитаты 27

Предисловие 27

I. Как это было? 28

II. Что произошло? 47

III. Какие вы сейчас? 59

ЧАСТЬ III: ДВЕНАДЦАТЬ ШАГОВ АНОНИМНЫХ
НИКОТИНОЗАВИСИМЫХ 81

Шаг первый 83

Шаг второй 86

Шаг третий 88

Шаг четвёртый 91

Шаг пятый 96

Шаг шестой 99

Шаг седьмой 102

Шаг восьмой 105

Шаг девятый 108

Шаг десятый 112

Шаг одиннадцатый 114

Шаг двенадцатый 119

ЧАСТЬ IV: ДВЕНАДЦАТЬ ТРАДИЦИЙ АНОНИМНЫХ
НИКОТИНОЗАВИСИМЫХ 125

ДВЕНАДЦАТЬ ТРАДИЦИЙ* 129

Первая традиция 131

Вторая традиция 134

Третья традиция 138

Четвёртая традиция 142

Пятая традиция 145

Шестая традиция 148

Седьмая традиция 151

Восьмая традиция 153

Девятая традиция 156

Десятая традиция 158
Одиннадцатая традиция 161
Двенадцатая традиция 164

ДЛЯ ЗАМЕТОК 167

ПРЕДИСЛОВИЕ

Преамбула

Анонимные Никотинозависимые (Nicotine Anonytous, НикА)—это сообщество мужчин и женщин, помогающих друг другу жить свободной от никотина жизнью. Мы делимся друг с другом своим опытом, силами и надеждами с целью помочь себе и другим обрести свободу от этой мощной зависимости. Единственное условие для членства—это желание прекратить употреблять никотин. Члены НикА не платят ни вступительных, ни членских взносов. Мы сами себя содержим благодаря нашим добровольным пожертвованиям. НикА не связано ни с какой сектой, вероисповеданием, политическим направлением, организацией или учреждением; не вступают в полемику по каким бы то ни было вопросам, не поддерживают и не выступают против чьих бы то ни было интересов. Наша основная цель—предложить поддержку тем, кто ищет свободы от никотина. (Перепечатано для адаптации с разрешения Грейпвайн А.А.)

В 1998 году наше сообщество (в то время называемое Анонимные Курильщики) подготовило вопросник для своих членов. В 1992 году была опубликована первая редакция этой книги, основанная на ответах к этому вопроснику. Это было нашей первой попыткой описать, как мы выздоровели от этой мощной зависимости и поддерживали своё воздержание. Вторая редакция исправила множество грамматических ошибок и изменила некоторые сноски к слову курение на никотин. Третья редакция включает предисловие, Историю Роджера—Новая Свобода. Четвёртая редакция включает пересмотренный раздел вопросника, который реорганизует и объединяет ответы, расширенное толкование Двенадцати Традиций и нашу обновлённую молитву Седьмого

Шага. Пятая редакция включает некоторые правки текста.

Четыре раздела

Часть I — Наша история основана на ответах членов сообщества на вопросник. Она описывает наш общий и индивидуальный опыт до и после обретения воздержания от никотина и написана как бы в форме биографий.

Часть II — Вопросник и «Лучшие цитаты» содержит краткое изложение личных и «знаменитых» цитат из ответов вопроснику.

Часть III — Двенадцать Шагов Анонимных Никотинозависимых описывают нашу программу выздоровления от никотиновой зависимости, как мы обрели свободу от этого мощного пристрастия и как мы живём более полезной и счастливой жизнью.

Часть IV — Двенадцать Традиций Анонимных Никотинозависимых — это основные принципы, которые направляют нашу работу в несении послания Анонимных Никотинозависимых к зависимому от никотина человеку, который всё ещё страдает.

НОВАЯ СВОБОДА
История Роджера

Роджер Ф. является одним из со-основателей Анонимных Никотинозависимых. Это его личная история выздоровления от никотиновой зависимости с исторической информацией о начале того, что сейчас называется Анонимными Никотинозависимым.

Я смотрел и видел, что у меня в пепельнице дымят две зажжённые сигареты. Пепел с сигареты падал на мои колени, когда я водил машину. При простуде я принимал сироп от кашля только для того, чтобы успокоить горло для очередной сигареты. Если я знал, что вы не курите, я предпочитал брать свою машину, а не вашу. Я был зависим от никотина.

Я жил для того, чтобы курить. Но я никогда не признался бы в этом себе или кому-либо другому. Однако от 50 до 80 раз в день я проходил тот же ритуал, похлопывая карманы в поисках пачки, вылавливая и вытаскивая сигарету, хватая её губами, чиркая спичкой и наконец, благословенно затягиваясь сигаретой. У меня царапало горло, и почти мгновенно вместе с чувством сдавленности в лёгких наступало долгожданное облегчение. Часто я запрокидывал голову и выдыхал так, будто выпускал глубокий и удовлетворённый вздох. Затем, в зависимости от того, насколько низким у меня был уровень никотина, я либо яростно затягивался, чтоб впустить никотин в свои лёгкие и уничтожить это ощущение физической неудовлетворённости, либо если я только что уже покурил, то неторопливо играл с ней или использовал её про запас. Я любил курить.

Я использовал сигареты, чтобы убрать остроту от всех моих эмоций, включая волнение, страх, любовь, стресс и даже счастье. Сигареты были неотъемлемой частью моей персоны. Они были частью моего собственного образа. Я видел себя кинозвездой с сигаретой в зубах. Мне хотелось быть антигероем, захватывающе обреченным, стоящим с сигаретой в окутывающем меня клубе дыма, как на рекламе фильмов для Китайского Квартала. Я реагировал на музыку сигаретой. Я подчёркивал свои слова сигаретой. Я достигал высшей точки в сексе с сигаретой. Курение просто было тем, что я делал, и тем, кем я был.

Звонили телефоны, заводились машины, в самолётах гасли световые табло «не курить» и я закуривал. Мои друзья никогда не забывали о том, что я курильщик. Они знали, они помнили.

Как же я вообще дошёл до той точки, когда моя зависимость от никотина настолько поглотила меня и мою личность?

Возможно, я родился зависимым от никотина. Моя мать курила во время беременности, и я уверен, что пристрастился уже во чреве. Но этого я, конечно же, не помню. Зато помню долгие поездки на машине с двумя моими старшими сёстрами — они сидели на заднем сиденье, а я впереди, между мамой и папой. Дым от маминых сигарет стоял столбом — окна не открывали, чтобы не впускать холодный, но чистый воздух Северной Дакоты. В те времена о пассивном курении никто не задумывался. Мой отец бросил курить, когда ему было чуть за тридцать, и за исключением одного эпизода в моём детстве, я не помню его курящим.

Мама, однако, была курильщицей. Я помню запах табака, исходящий от её одежды и волос и всего нашего дома. Тогда она была молода, и никто не делал ей замечаний. Полагаю, я рос, считая, что курение — это самое естественное дело.

Когда мне было 15 лет, мы жили по соседству с семьёй с четырьмя мальчиками, с которыми я подружился. Один из них по имени Ральф был белой вороной, и именно он через забор заднего двора представил меня сигаретам. В этом не было ничего особенного. В исполнении Ральфа это выглядело вызывающе круто. Вроде как поначалу мне стало немного нехорошо, появилась лёгкая тошнота, но она быстра прошла, уступив место затяжке, долгой и замечательной затяжке сигаретой.

В небольшом городке Орегон, в котором я тогда жил, был автомат с сигаретами на заправке, которая закрывалась каждый вечер около девяти. Как только служащие уходили, я приезжал с четвертаком — именно столько стоили сигареты в конце 1960-х годов — и покупал свою пачку.

Я курил все старшие классы. Моя зависимая личность проявлялась также и в других областях — я употреблял всё от алкоголя до наркотиков и девушек. Я был и остаюсь одним из тех, кто употребляет до степени злоупотребления и зависимости абсолютно всё, что доставляет мне удовольствие. Семь лет назад после 18 лет воздержания от кофеина я приехал на собеседование по работе. Я только что вернулся с Восточного побережья и порядком устал. Секретарь в приёмной сказала, что придётся подождать минут, и предложила мне чашечку кофе. На тот момент мне показалось это прекрасной идеей — и это тоже весьма свойственное для меня поведение. Я выпил чашечку кофе, прекрасно справился с собеседованием и, даже несмотря на волнение, получил работу. Кофеин сослужил мне хорошую службу.

Год спустя после очень загруженного встречами и совещаниями дня я пошёл к врачу около пяти часов вечера. Он измерил моё давление и нахмурился: «У вас высокое давление. Наверное, мне придётся назначить вам лекарства».

Я ответил: «Это невозможно. У меня всегда было низкое давление! Я — бегун! У меня никогда не было проблем с давлением». Доктора это не впечатлило, и он велел мне вернуться на повторный осмотр через месяц. Я поехал домой в ожидании скорой смерти. Спустя месяц ранним утром я снова пришёл к врачу, боясь услышать плохие новости. Вошла сестра, измерила моё давление и спросила, зачем я явился.

— Конечно, из-за высокого давления!

Она посмотрела на меня с любопытством и сказала: «Но у вас низкое давление».

Пришёл озадаченный доктор и стал задавать вопросы:

— В тот день, когда вы были здесь в прошлый раз, вы пили что-то с кофеином?

Поразмыслив, я ответил:

— Да, около пяти двойных эспрессо, три чашки кофе и, возможно, баночку колы, а что?

— А сегодня?

— Сегодня утром ничего.

— Думаю, проблема найдена.

Я зависимый, и я курил с пристрастием. Я курил все старшие классы так много, как только мог. В колледже, когда я жил самостоятельно, я дал курению свободу. Я стал курить больше пачки в день, а потом больше двух пачек. Это был конец 60-х, и я принимал амфетамины, учился и курил. Я пил и курил. Я курил в добавок к любому занятию. Я курил и сохранял купоны, которые были в пачках. Я шутил, что использую их для покупки железного лёгкого. Позже я менял бренды. Когда я был в Европе, я курил европейские марки, сначала с фильтром, а затем без. Когда вернулся в Соединённые Штаты, я находил похожие марки без фильтра. Из-за курения без фильтра у меня появились жёлтые пятна на прокуренных пальцах, и я доставал табак из зубов. Я помню, что, когда бы я ни понюхал свои пальцы, от них всегда исходил сильный табачный запах.

В 1977 году я начал духовное путешествие выздоровления в ещё одной 12-ти шаговой программе, которое продолжается по сей день. К сожалению, я стал больше курить, иногда больше четырех пачек за день. Комнаты для совещаний были заполнены дымом, а люди говорили, чтобы я не переживал по этому поводу, т.к. есть более важные проблемы. И я курил беспрерывно. Во время совещания я мог прикончить пачку. Если я шёл обедать или ужинать, я продолжал курить до момента, когда мне приносили салат, а затем ещё пару раз быстро перед подачей горячего блюда. Я стал системой жизнеобеспечения для сигарет.

После нахождения в той программе около года я разговорился с новичком, который не курил. Я начал рассказывать ему, что мне лучше, и тут меня одолел приступ кашля. Новичок посмотрел на меня, как на сумасшедшего, который убивает себя. У меня наступил момент истины, когда я осознал, что я и есть сумасшедший и что я убиваю себя, и что моё выздоровление очень далеко от достижения.

Кашель у меня был с подросткового возраста. Я уже десяток лет слушал предупреждения врачей. И всё-таки не мог бросить. Каждый год я принимал решение бросить с Нового Года. И каждый год мне это не удавалось.

Примерно в то время я ходил со своей первой женой на консультации по вопросам семьи и брака. В один эмоционально опасный момент консультант задал мне вопрос. Я замолчал и стал вытаскивать сигарету из пачки. Тогда консультант положила мне руку на плечо и спросила: «Вы можете подождать с сигаретой, пока мы не закончим этот разговор?»

Я сказал: «Конечно». Я прятал гнев, который испытывал. Я желал эту сигарету. Желал времени, которое бы она заняла, облегчения, которое бы она дала, и комфорта, вызываемого никотином. Я ответил кратко и затем извинился, чтобы пойти в туалет. Там я выкурил несколько сигарет, прокручивая ресентиме́нт на врача, которая в соседней комнате зарабатывала по доллару в минуту. И опять был момент истины, когда я осознал, что никотин действительно эмоционально что-то делает со мной.

Я всегда слышал, что курение — это маленькая вредная привычка. Силой воли каждый может бросить. Но если это только маленькая привычка, то почему мне казалось, что я всегда, минута за минутой, был одержим курением? Я начал осознавать, что это не маленькая привычка, а мощная зависимость.

Однажды мой хороший друг по программе, Эл Б. позвонил мне на работу. Мне нравился Эл, потому что он курил как я. Мне не приходилось скрывать от него своё заядлое курение, так как степень его зависимости была такой же тяжёлой, как моя. Мы поговорили какое-то время, и он сказал мне, что у него есть материалы по программе прекращения курения, и спросил, хочу ли я пойти с ним на одну из сессий. Не знаю почему, но я согласился, и мы пошли.

На первом сеансе специалисты описывали свою программу и затем, подталкиваемый Элом, я записался. После шести недель занятий и довольно серьёзных усилий я бросил курить. Я закончил программу. Я занялся бегом и стал одержим этим. Потом переключился на еду. В течение следующих месяцев мы с моей невестой переехали в отдалённый город в Южной Калифорнии, где я устроился на новую работу. Мы проходили через множество перемен и однажды поссорились.

Моей реакцией было поехать в магазин и купить пачку сигарет. Я начал курить без остановки. Я поехал в Лос-Анжелес и встретился с Элом, чтобы с ним пообедать. Он удивился, увидев, что я курю, и велел мне выбросить оставшиеся полпачки сигарет, что я и сделал. Вышло так, что после 6 месяцев воздержания, когда возникла определённая ситуация, у меня не было абсолютно никакой защиты против первой сигареты. Не было даже мысли об этом. Я просто поехал, купил и закурил.

Однако на следующий день моя голова начала работать. Она подсказала мне, что я выкурил несколько сигарет, но затем выбросил остальные и с тех пор не курил. Возможно, я в состоянии контролировать своё курение. В тот день я выкурил две сигареты. Четырьмя днями позже я говорил себе, что ещё могу продержаться без сигареты шесть часов. Месяц спустя я выкуривал две пачки в день. Это был ещё один трудный урок. С первой же сигареты я снова попадал на крючок. Не первая пачка и не первая неделя — а именно первая сигарета опять сделала меня курильщиком, когда я торговался своим некурением с возобновлённой зависимостью от никотина.

Я помню разговор много лет спустя с другом, который бросил курить и стал бегать. Однако он признался мне, что в последнее время он пропускает иногда случайную сигарету. Я сказал: «Ах, значит, ты снова стал курильщиком?» Он стал возражать, говоря, что я не понял, что он только время от времени позволяет себе сигарету. Он не был курильщиком. Я ответил, что уверен, что он определённо вновь стал курильщиком. Это началось с первой сигареты. Через несколько месяцев, когда он курил по пачке в день, он со мной согласился.

После своего промаха я сильно курил с максимальным чувством вины. Один мой друг, Дэн Х., попросил меня помочь ему бросить курить. Я помахал перед ним сигаретой и ответил, что это не работает. Стефани С. сказала мне, что мне нужно начать встречи Анонимных Курильщиков. Я ответил, что она, должно быть, не заметила, что я снова курю. Наконец Бетси, пожилая женщина, спросила меня, присылают ли мне информационный бюллетень от программы прекращения курения. Она хотела бы его посмотреть. Когда я его получил, я отнёс его ей. Она была так довольна, что настояла на том, чтобы мы вместе туда пошли в следующий раз. Мне слишком нравилось радовать людей и слишком нравилась Бетси, чтобы разочаровывать её. Мы пошли. Бетси вдохновила меня снова записаться.

Через шесть недель я опять бросил. На этот раз всё было по-другому. В первый раз это было легко, просто удовольствие.

Теперь—трудно. Это был кошмар: тяга и навязчивые идеи вкупе с физическими проблемами. У меня была нарколепсия, бесконтрольное засыпание, особенно за рулём автомобиля. Я практически не мог водить машину.

За эти годы я выучил некоторые уроки в своих попытках бросать, особенно в ещё одной своей программе. У меня не было защиты от первой сигареты, никотин был хитрый, властный и сбивающий с толку, и, что самое важное, я должен был сдаться, если я хотел сохранить воздержание.

Я разыскал Дэна и Стефани и сказал им, что они собирались бросать. Я преподал смесь класса по прекращению курения и двенадцатишаговой программы. Мы встречались в ресторанах раз в неделю. Иногда там было несколько человек, а иногда я приходил один. После нескольких месяцев я чувствовал себя прекрасно. Я чувствовал себя освобожденным от своей одержимости сигаретами. Я обнаружил, что Бог может сделать для меня то, что я сам не мог сделать для себя.

Я бегал. Как курильщик, я всегда полагал, что бежишь до тех пор, пока совсем не сможешь дышать. Вскоре я узнал, что я могу бежать, пока мышцы позволяют, а дыхания всё ещё предостаточно. Тогда я испытал грандиозную благодарность, узнавая и начиная ценить своё тело, с которым я столько времени так плохо обращался.

Главное, я решил посвятить себя тому, чтобы отдавать то, что имею, помогать другим бросать курить. Через несколько месяцев четверо из нас собрались вместе воскресным вечером на пляже Венеция. Мы с Дэном и Робом Кей уже получили свободу, а Стефани пыталась. Мы решили начать собрание и назвать его собранием Анонимных Курильщиков. На следующей неделе, в конце июня 1982 года, мы встретились у меня на квартире в Санта-Монике. Было около двенадцати человек. Две недели спустя к нам присоединился Морис З. и освободился. Он считается одним из самых важных людей первых лет нашего движения. На наши собрания приходили ещё люди, мы ели попкорн и пили газировку. Вскоре нас стало слишком много для моей гостиной, и мы перебрались в помещение в Роксбери Парк в Беверли Хиллз.

Я служил, доверяя своей Высшей Силе, и это работало. Я не употребил никотин ни разу с 17 февраля, 1982 года.

Эти первые годы были очень волнующие. У меня ежедневно было очень много телефонных звонков. Мы допускали много ошибок. Сначала мы решили, что один из Шагов не относится к курению, и мы временно сделались первой 11-шаговой программой. Морис, её автор, написал статью для журнала Ридерз Дайджест, которая была опубликована в мае 1985 года. Тысячи писем хлынули в почтовый ящик, который я занял у друга. Действительно, количество писем заставило его приобрести новый ящик. У нас не было литературы, и мы соединили формат письма и собрания и некоторые из наших телефонных номеров. Неделями члены нашей группы Роксбери Парк оставались намного дольше после окончания собрания для того, чтобы ответить на все письма. Мы составили столы вместе, и получилась сборная линия для создания пакетов и упаковки писем нашим потенциальным членам.

Одно из писем, которое мы получили, было от Дэвида М., который сообщил нам о том, что он является членом группы Анонимных Курильщиков в Сан Франциско, которая образовалась два года назад. Мы также узнали, что Джорджи С. вместе с Доу Х. недавно открыли некурящую группу для Анонимных Алкоголиков в Сан Фернандо Вэлли. Она недавно переехала из Нью-Йорка, где посещала группу для членов АА, которые использовали Двенадцать Шагов для того, чтобы прекратить курить. Вскоре группа Сан Фернандо стала группой Анонимных Курильщиков.

Через год было уже сто групп.

Статья в журнале также вызвала противоречия. По крайней мере, два респондента заявили, что мы нарушаем их законные права. Один заявил, что он держит торговую марку Анонимные Курильщики, и ещё одна группа заявила, что у них зарегистрированный бизнес в Калифорнии под названием Smokers Anonymous World Services. И Дэвид М. со свойственными ему спокойствием и душевностью вёл беседы с людьми из Smokers Anonymous World Services и в конце концов разрешил проблему. Конфликт со стороной, владеющей торговой маркой продолжался до Конференции в Финиксе 1990 года.

В 1986 году члены из Северной Калифорнии предложили провести Конференцию в Бейкерсфилде в Калифорнии. Тридцать пять человек из Северной и Южной Калифорнии приехали чествовать наше недавно образованное сообщество. Мы проводили семинары. Билл Х. из Сан Франциско поставил вопрос о том, являемся ли мы на самом деле Двенадцатишаговой программой. Мы пришли к общему согласию, что являемся. Посредством сообщества, работающего по нашей программе Двенадцати Шагов, и вере силу, более могущественную, чем наша собственная, мы преодолели зависимость, против которой мы считали себя бессильными. На следующий год в Монтерее прошла вторая Конференция, на которой Морис З. стал нашим первым главным спикером.

В те первые годы группы Сан Франциско образовали первую интергруппу и стали использовать маленькое помещение в Драйдоке, клуб Двенадцати Шагов, управляемый Дэвидом М., в качестве базы для своей деятельности. Учась на опыте Северной Калифорнии, группы Южной Калифорнии также сформировали интергруппу с первым председателем Джорджи С. Несколько лет спустя Джорджи переехала в Сан Франциско, где также занялась программой. Они с Дэвидом стали нашим первым романом в Анонимных Курильщиках, позже они поженились.

Мы стали друзьями со многими нашими людьми в Сан Франциско, особенно с Биллом Х., который основал наш информационный бюллетень «Семь Минут». Однажды мы с ним были на одном 12-ти шаговом собрании на улице Гуерреро. Когда мы уходили, он сказал, что думал о том, что надо основать Всемирный офис Обслуживания. Я ответил, что образование Всемирного офиса Обслуживания звучит слишком грандиозно. Но Билл настоял и вместе с интергруппой Северной Калифорнии представил план основания Всемирного офиса обслуживания на следующей Конференции, запланированной в Сан Франциско в мае 1988 года. Это стало первой Международной Конференцией по обслуживанию. Это именно в течение тех трёх дней мы основали организацию, которая продолжает функционировать по сей день. Избрание меня первым председателем Всемирного офиса Обслуживания Анонимных Курильщиков было огромной честью для меня. Джулия У. была выбрана секретарём, а Элизабет Д. казначеем.

Следующий год был необычайно волнующим для всех нас. Мы создавали организацию, которая поддерживала постоянно растущее членство и число собраний. Необходимо было написать политики и процедуры, устав и литературу.

У нас росли обиды и были споры, когда люди гневно покидали собрания. Мы допускали ошибки, но затем старались вносить немедленные поправки и исправлять их. Люди посвящали многие часы своего времени служению, чтобы помочь росту нашего сообщества и достигнуть всё большего числа зависимых.

Лично я разгорался, и у меня было раздутое чувство собственной важности. Я слышал, как многие люди, кто занимался основанием нашего сообщества, описывали те же самые чувства. В течение нескольких лет я одновременно был председателем Всемирного офиса Обслуживания и председателем интергруппы Лос-Анжелеса. Я чувствовал, что должен вести все эти офисы и делать всю эту работу, поскольку я был нужен программе. Я удивился, когда в конце концов открыл интергруппу для выборов и был быстро замещён. Я обнаружил, что это не я или кто-то другой из нас, а сила более могущественная, чем все мы, направляет и ведёт наше сообщество. Мы все необходимы и в то же время совершенно необязательны. Стоит мне подумать о том, что мой последний проект или работа провалится без меня, вперёд выходит кто-то другой и выводит эту работу на новый уровень.

В 1990 году у нас прошла первая Конференция за пределами Калифорнии, в Аризоне. Год перед конференцией мы с Джеком Си, одним из основателей Анонимных Курильщиков в округе Орандж, работали с поверенным по торговым маркам для того, чтобы разрешить наш спор с человеком, который владел национальной торговой маркой «Анонимные Курильщики». Ни Джек, бывший пилот корпуса морской пехоты, ветеран 2-й Мировой войны, ни я, не собирались сдаваться. Мы приехали на Конференцию с различными вариантами, как продолжить битву и отвоевать имя Анонимных Курильщиков у человека, владеющего торговой маркой. Затем мы оба в разгар обсуждения этого вопроса в Финиксе пришли к осознанию того, что нам нужно прекратить борьбу с кем-либо или чем-либо. Для легальных целей и для того, чтобы ясно и точно определить, кем мы являемся, наше групповое сознание пришло к заключению, что нам нужно изменить название на Никотин Анонимно. Это был настоящий сдвиг в мышлении, который вызвал бурю эмоций. Люди привыкли к нашему старому названию. Однако мы были зависимыми от наркотика, называемого никотин, а не просто бывшими курильщиками. Мы были никотиновыми наркоманами.

Так же я пережил большую печаль. Моя мама, которая курила в течение моего детства, в конце концов освободилась в возрасте 62 лет. Я был так счастлив за неё и надеялся, что я послужил положительным примером. Однако через несколько лет тот вред, который курение наносило её здоровью в течение всей жизни, проявился в форме эмфиземы. Это прогрессировало медленно. К тому времени, как я принёс своего первенца познакомиться с бабушкой, она довольно часто пользовалась кислородом и сидела за столом на кухне с резервуаром и маской. Мой младший сын встретился с ней только однажды, когда ему было всего шесть месяцев. В октябре того года мама заболела пневмонией. Я немедленно вылетел к ней. Она протянула три дня. Врач сказал, что с эмфиземой ей состояние не вызывает много надежды. Я был при ней почти постоянно эти дни. Мы разговаривали, и я старался облегчить её боль. Она говорила: «Я так хотела видеть, как растут твои мальчики» и «куда подевались все эти годы!» Потом она впала в кому. Во вторник утром, после того, как я всю ночь спал в её комнате, медсёстры сказали мне, что сейчас осталось недолго. Я позвал своих сестёр, отца и маминого духовника. Они все приехали. Мы стояли кругом взявши за руки друг друга и маму. Пока мы произносили молитву Отче наш, она отошла. Да будет с ней Господь.

В её свидетельстве о смерти записано «пневмония», но без эмфиземы она бы выжила. Её мать жила дольше 90 лет. Я убежден, что без курения и никотина моя мама жила бы и увидела бы, как растут мои дети.

Мои сыновья, Джордан и Мэттью—два величайших благословения в моей жизни, и они благословлены, имея здорового, активного отца, принимающего участие в их жизни. Они редко, а скорее никогда не находятся вблизи сигаретного дыма, и они никогда не видели, чтобы их отец курил, что в большой степени снижает их собственный риск стать зависимыми от никотина.

Я люблю этих мальчиков. Я люблю эту программу.

За годы мы выросли. Многие разочарованы, что мы не выросли быстрее. Кажется, что только часть наших членов продолжают возвращаться и заниматься служением. Многие, если не большинство, используют программу, чтобы бросить, а затем исчезают. Это иногда обескураживает тех из нас, кто служит. Я знаю то, что для меня просто перестать курить не являлось ответом. У меня зависимая натура. Оставленный наедине сам с собой, я вернусь к своей зависимости. Об этом говорит мой опыт с кофе. Даже если я думаю, что никогда не буду больше курить, зачем рисковать? Мне так много дала программа физически, эмоционально и духовно, что для меня это само собой разумеется, что я продолжаю ходить на собрания и быть полезным, чтобы я мог сохранить то, что я здесь нашёл.

Сегодня я уважаю своё тело и забочусь о нём и имею желание жить здоровой жизнью столько, сколько Господь позволит мне. Я только предпринял ещё один шаг прочь от зависимой природы моей личности и по направлению к сострадательной человечности. Я благословлён новой свободой.

ЧАСТЬ I
Наша история

Каждый день начинался одинаково: с ощущениями тревоги и усталости, с недостатком энергии, желанием выпить и похмельем, в притуплённом сознании ... и с немедленной и переполняющей жаждой никотина. Обычно именно никотиновая приманка поднимала нас из постели, если только мы не делали первую затяжку ещё до того, как находили силы подняться. После первой заправки мы чувствовали себя вооружёнными и готовыми предстать перед наступающим днём.

16 лет—вот средний возраст, когда мы начинали этот безумный ритуал. С этого времени и до того, как мы остановились, никотин действовал на нас в буквальном смысле каждую минуту. Даже когда мы спали, наркотик двигался с нашим кровотоком, меняя ритм нашего дыхания, изменяя скорость сердцебиения, деформируя наши сны и готовя нас к следующей утренней дозе.

Никотин был частью каждой нашей эмоции. Независимо от того, какое чувство мы испытывали, и какая бы не возникла у нас потребность, никотин был с нами. Беспокойство, страх, тревога, гнев—никотин тут как тут. Испытывали ли мы удовольствие, общались, уютно устраивались с книгой—он снова был здесь. Выпивка, вождение, письмо, разговор по телефону, телевизор, между блюдами и после еды—никотин был с нами. Какое бы ни было время суток, декорации, с кем бы мы ни находились—наркотик был всегда с нами, будто привязан к нам, казался полностью своевременным и необходимым.

Никотин был нашим самым близким товарищем, который всегда рядом. Даже цвета и размеры упаковок, в каком бы виде мы его ни выбирали—сигареты, сигары, трубки, жевательные резинки, нюхательный табак—давали нам утешение. Реклама не может одурачить нас,—заявляли мы. Но всё же под воздействием манипуляций СМИ и ухищрений рекламных кампаний по продвижению товаров, мы выбирали те марки, которые, по нашему ощущению, делали нас самыми изысканными, самыми женственными или самыми мужественными, самыми похожими на любую знаменитость, самыми близкими к любому образу фантазии или бегству от действительности, к которому мы стремились.

Никотин был нашим, другом, союзником и постоянным компаньоном. Его сила запускала наш мотор по утрам, удерживала на плаву и служила подспорьем в течение дня, а ночью заботливо укрывала одеялом. Что бы мы ни испытывали, от ярчайшей радости до глубочайшего горя, — никотин всегда был тут как тут. Никотин был для нас всем, в любой момент времени мы могли на него положиться. Как же мы могли не любить его?

И всё же этот роман вызывал беспокойство. Хотя мы и опровергли россказни родителей о том, что курение замедляет рост, мы не могли спорить с физическими симптомами, которые постепенно начинали появляться почти у всех нас. Научные доводы постепенно строили неопровержимое доказательство того, что никотин — убийца, который действует через сердечный приступ, рак, сбой дыхания или устраивает другие ужасы. Медицинское управление Соединённых Штатов уже пару десятков лет как размещает предупреждения в виде небольших наклеек на пачках, вывесках вывеске или рекламе сигарет в журналах. Мы видели эти предупреждения, даже когда закрывали глаза. Мы знали эти предупреждения. Они были глубоко посажены в нашей голове. Но отрицание и зависимость выигрывали дни, недели, месяцы и годы.

Чтобы подсесть на никотин, часто требуется обучающий процесс. Наши тела, будучи умнее нас, противились этому. Мы кашляли и задыхались, нас тошнило и возможно даже рвало. Тем не менее, благодаря настойчивости, проект удавался. Возможно, мы хотели быть, как взрослые — родители, кинозвёзды и другие кумиры. Возможно, мы бунтовали. Какой бы ни была мотивация, мы делали успехи в обучении. Мы всё делали правильно, и в итоге попадали на крючок.

Независимо от того, была ли первая встреча с никотином в одиночку или с друзьями, обычно происходил достаточно быстрый переход от эксперимента к той черте, когда наркотик получал власть. Очень быстро включались желанные чувства, какими бы они ни были—ощущение себя «крутыми», «классными», «взрослыми», «вовлечёнными», «освобождёнными», «бунтарями» — и вот тогда мы отделялись от обычной серой массы.

Как только мы обнаруживали, что никотин способен давать нам, что, как мы чувствовали, нам необходимо, то уже очень скоро он приходил нам на помощь всегда и везде. Мы употребляли его в печали и радости, или когда хотели быть в печали или радости, или когда не знали, что мы чувствуем на самом деле.

Очень быстро мы научились закуривать любые чувства и события. Некоторые удавалось какое-то время продолжать заниматься спортом или какой-то деятельностью, требующей повышенной физической активности, но для большинства из нас такие виды деятельности—на самом деле почти все—очень быстро ограничились.

Мы часто быстро сталкивались с неодобрением нашего поведения, особенно в последние годы. Были последствия, были обвинения в слабости. Чтобы избежать критики, выбор часто делался в пользу общения только с теми, кто употребляет никотин. Но от нарастающего стыда и тайного страха оттого, что это вещество получало контроль над нашими жизнями и над самим нашим существом, спрятаться было действительно некуда. По мере того, как мы предпринимали попытки бросать—каждый раз доказывая, что это бесполезно—росло чувство отчаянья, для кого-то медленно, для кого-то быстрее. Мы укреплялись в мысли, что мы зависимы до самой смерти, и неважно, каковы наши намерения—наркотик беспардонно переступал через них. Провалы и поражения громоздились друг на друга, вместе с этим падала самооценка. Это была спираль, и она определённо вела вниз, увлекая нас за собой.

Вспоминая об этом сегодня, можно сказать, что курение или употребление никотина в любой форме было частью жизни, в целом построенной на обмане. Часто она начиналась со лжи родителям—достаточно серьёзное событие в жизни большинства молодых людей. Затем ложь соединялась с воровством сигарет также у родителей. Потом мы врали о том, сколько сигарет мы выкурили. Ложь и обман ускоряли вращение вниз по спирали.

Мы находили бесчисленные причины, почему мы начали курить. Курили наши друзья, и мы хотели соответствовать. Могли ли мы быть принятыми в компанию, если бы мы не курили и не употребляли никотин так, как это делали они? У нас были курящие родители, и мы с детства знали, что вырастем курильщиками. Или «Я начала курить в 17 лет, чтобы не растолстеть; моя мама сказала, что лучше курить, чем быть толстой». Для тех, кто начинал рано, это была попытка оказаться взрослым, выглядеть, как взрослый, особенно в 40-х, 50-х и 60-х, когда курение считалось приемлемым и модным вхождением во взрослую жизнь, общим обрядом посвящения. Курение было частью хорошей жизни, казалось, каждая кинозвезда курит. Курение также относилось и к скуке — ведь в жизни не было ничего более конструктивного, чем это!

За этими *причинами* прячется более мрачная реальность: на самом деле никто из нас не принимал полностью осознанного, осведомлённого решения стать пользователем никотина. Люди вокруг нас — сверстники и родители и наши кумиры — употребляли никотин, и мы подражали их действиям на спор, из любопытства или по типу «мартышка видит- мартышки делает», просто посмотреть, что это такое.

Что бы это ни было, что мы находили, когда начинали, эти открытия заставляли нас возвращаться, чтобы повторить. Чувство взрослости, протеста, искушённости, вредность, чувство принадлежности (или группе, или чтобы быть в стороне), чувство «крутости». С сигаретой не требовалось больше ничего, чтобы стать или изысканным и галантным, или вызывающим. Происходило мгновенное превращение — из простого смертного в запредельно гламурного. По крайней мере, мы находили принятие или, ещё лучше, восхищение и почёт в глазах друг друга и тех, кто вокруг нас.

Наше тело начало жаждать физических ощущений, производимых наркотиком, точно так же, как наши эмоции начали жаждать чувства психологического улучшения, которое мы стали ассоциировать с никотином. Никотин маскировал или смягчал некоторые неясные неотступные страхи или может быть ещё какие-то особенные страхи. Употребляя никотин, мы прятали страх от людей. Никотин прикрывал страх общения с другими людьми. «Он маскировал мой страх делать что-то, удерживая меня сидящим с сигаретой».

Тогда как многие из нас употребляли никотин годами, не заботясь об этом, всё же большинство из нас, в конце концов, начинало испытывать вину за то, как мы обращаемся с нашим телом и/или с нашими кошельками. Наше осознание последствий от употребления никотина росло, и мы видели всё больше бросающих людей вокруг нас. Мы либо испытывали нарастающее чувство, что мы «хуже», чем наши сверстники, которые, казалось, способны бросить совершенно безболезненно, либо выдумывали идею о том, что мы «лучше», чем те, кто бросает, как-то круче в своей способности продолжать курить, невзирая на общественное мнение.

Растущее чувство изолированности стало развиваться из той же «привычки», которая изначально «помогла нам вписаться в общество». Возможно, оно и не было полностью нежеланным, поскольку к этому времени некоторые из нас стали стремиться к отделению и использовали никотин, чтобы найти и удержать его.

Употребление никотина отразилось на каждой стороне нашей жизни: профессиональной, спортивной, на нашем свободном времени, на общественной жизни и общении с противоположным полом. Появилась неспособность работать без никотина, появившаяся из твёрдого убеждения, что никотин оказывал нам большую помощь, что он являлся топливом для разжигания творческих способностей. Мы обычно предпочитали сидеть и курить, нежели быть в движении, делать что-то спортивное. Сидячее времяпрепровождение в сочетании с курением—вот на чём основывалось наше свободное время и общественная деятельность. О сексе без сигарет невозможно было и помыслить.

Физические последствия курения стали более очевидными и бесспорными. Одышка и потеря голоса или, ещё хуже, рак и даже потеря голосовых связок или лёгких. Одна женщина написала: «Я убеждена, что курение вызвало выкидыш на 5-м месяце беременности, таким образом, мы лишились единственного мальчика, который был зачат». Также проблемой было плохое кровообращение и эмфизема лёгких. Этот список можно продолжать. Боль в груди и больные лёгкие были частью жизни, так же, как осознание того, что дурной цвет лица и морщины в зеркале тоже являлись результатом курения. Была прожженная одежда, прожженная мебель, но намного хуже того был жуткий страх тяжело заболеть, возможно даже умереть из-за курения. А затем мы курили, чтобы спрятать также и этот страх.

Также страдала семейная жизнь. Обстоятельства были разными, но одна драматическая история звучит так:

«Трое из моих четверых детей имеют никотиновую зависимость, а на младшего я лишена родительских прав. Моё безнадёжное эмоциональное состояние, питающееся никотином, было содействующим фактором. Ребёнок был подвержен аллергии на дым, и у него четыре раза были лихорадочные конвульсии, пока мы не согласились хотя бы не курить дома. Врач грозил и мне, и моему мужу заявить о жестоком обращении с ребёнком, если мы не прекратим курить в присутствии ребёнка».

Сталкиваясь с такими случаями, большинство из нас старались бросить или, по крайней мере, контролировать наше курение. Первая попытка обычно становилась последней со следующим, помимо прочих, списком применяемых методов:

- Покупать по одной пачке за один раз
- Поменять марку
- Посещать места, где курение запрещено
- Сократить количество, считать сигареты
- Курить только в определённое время дня
- Бросить работу
- Платить штраф за каждую выкуренную сигарету (но только откладывая его на следующий блок).

Казалось, что нам оказывают недостаточно поддержки, когда мы старались бросить, или таково было оправдание. Друзья, которые всё ещё употребляли никотин, может быть, опасались, что мы бросаем, и не приветствовали наших усилий, хотя и немногие активно выступали против попыток бросить. Но в основном молчаливую поддержку от курящих друзей и семьи нам удавалось превратить в содействие продолжению нашей «привычки»: «раз они не твердят мне, чтобы я бросил, так зачем я буду это делать»? Были и попытки рационализировать это, к примеру: «Вся моя семья (кроме мамы) находили невозможным находиться рядом со мной, когда я пытался бросить даже на несколько часов, таким образом, они призывали меня не бросать».

Отрицание того, что никотин представляет собой большую проблему, питало продолжение никотиновой зависимости. Широкое распространение литературы о здоровом образе жизни в 70-х и 80-х годах стало помощью в разрушении этого отрицания. Концепция же употребления никотина, как зависимость, принималась с меньшим энтузиазмом. Мы полагали, что курение, нюханье или жевание были всего лишь дурными привычками. В то же время наше поведение показывало порочность и безумие настоящих зависимых больных, коими мы являлись, готовых идти на что угодно ради очередной дозы. Копаться в мусорных корзинах, выбирать бычки из пепельницы или даже из канавы на улице, бродить по неблагополучным районам и ехать в морозную пургу во мраке ночи, не обращая внимания на опасность для себя и, возможно, для других. Позора и унижения никогда не было слишком много, чтобы не вынести его в погоне за никотином.

Одна женщина рассказала такую историю:

«Был один такой промозглый дождливый вечер, идеальный вечер, чтобы побыть дома. Я только что смыла макияж, накрутила волосы, натянула старый выцветший домашний халат и пару больших шерстяных носков и, наконец, свернулась на диване, чтобы почитать газету. Но поняла, что не могу сконцентрироваться. Всё, о чём я могла думать, было то, что я хочу сигарету. И я знала, что у меня в доме не припрятано ни одной сигареты. Я старалась выкинуть это из головы, но дошла до того, что не могла этого больше вынести.

Я даже не удосужилась снять свои бигуди. Я схватила старый дырявый плащ, надела пару смешных резиновых ботинок на каблуке—они были ярко оранжевые- прямо на свои толстые носки. Я поехала в магазин к торговому центру недалеко от моего дома. И

7

тут на своё «счастье» я увидела одного знакомого в магазине, и из-за того, как я была одета, мне было слишком стыдно зайти.

Через несколько дверей находился бар. Он выглядел привлекательно темно. Я пошла туда. Я не нашла сразу автомат с сигаретами, но там, в баре стоял человек и курил. Я подошла к нему и предложила ему четверть доллара за пару сигарет.

Он дал мне три или четыре сигареты, но отказался взять деньги. Я не успела его поблагодарить, как он посмотрел на меня с жалостью, обнял и спросил: «С вами всё в порядке? Я могу купить вам что-нибудь поесть? Я могу чем-то помочь вам?»

До меня дошло, что я выглядела, как бомж, в своих папильотках, с этим старым халатом, торчащим из-под плаща, в оранжевых ботах на шерстяной носок ... и стреляла сигареты.

Я уверила мужчину, что со мной всё в порядке, поблагодарила его за сигареты и, сжимая их, прокралась из бара в ночь, боясь того, что человек может последовать за мной и увидеть, как я влезаю в свою новую машину. Я ехала домой с осознанием того, что я только что побывала на нижней ступени своей жизни».

Мы употребляли никотин, чтобы преодолевать смущение в присутствии людей, чтобы быть на расстоянии от них, и чтобы отделиться. Употребление никотина создавало дымовую завесу между нами и теми, кого мы опасались. Многие из нас чувствовали себя искушенными, когда употребляли никотин,— галантными, хладнокровными, опытными, властными, смелыми и уверенными в себе. Один человек так описал то, как действовал никотин на его чувства по отношению к себе самому: «Крутой. Ну просто центр внимания и харизматичный—прямо как рок-звезда. Загадочный. Важный. Я был таков». Но другой человек сочетает «классно» и «позитивно» с обратной, более отрицательной, стороной: «Я чувствовал себя уверенным, скандальным, хладнокровным, испорченным, классным, сдержанным, умудрённым, но более всего — больным». Низкая самооценка определённо была одной из наших ведущих брендов.

Никотин менял наши отношения с другими людьми, включая тех, кто не курит и кто выступает против курения. Мы презирали этих типов. Они нас бесили. Можно было разозлиться, просто видя по телевизору ролики с посланиями, предлагающими не курить. Мы чувствовали, что нас дискриминируют. Общественные места перестали быть безопасными. Один человек писал: «Иногда я ел в ресторане, а кто-то начинал жаловаться, что им мешает моя сигарета». Часто мой ответ бывал резким и жестоким, например: «Ну, передвинься на шесть стульев — кому ты здесь нужен»?

Даже домашний фронт превращался в военную зону из-за употребления никотина. «У меня были конфликты с моим молодым человеком. Мне пришлось прекратить курить в постели. Ему не нравился запах дыма в спальне». Другой человек пишет: «Мой отец не хотел, чтобы я курил в машине, потому что дым въедался в машину и оставался в системе кондиционера. Конечно, я пытался, но моя одержимость никотином не позволяла, и тогда мы ругались». Ещё у одного были конфликты с женой: «У моей жены первый муж умер от рака лёгких, поэтому она очень сильно настроена против моего курения. Я ВЫНУЖДЕН БЫЛ БРОСИТЬ — точка».

Много раз мы делали наши первые попытки бросать просто, потому что мы хотели удовлетворить желание кого-то другого, чтобы мы не употребляли никотин. Это почти всегда сопровождалось абсолютным неверием в то, что возможна жизнь после никотина. Мы не могли себе представить простейшие действия, такие как позвонить по телефону без сигареты. Более сложные предприятия, такие как еда или занятие сексом, были просто немыслимы без сопровождения никотином.

Мы также были слепы в отношении финансовой стороны употребления никотина. Немногие из нас присматривались к тому, сколько денег обращалось в дым. «После своего первого собрания Анонимных Никотинозависимых я это выяснил — $1,000 в год и $23,000 с тех пор, как я начал 21 год назад. Первый взнос за дом, который я всегда так хотел».

Мы с большой неохотой признавали, что никотин имеет что-то общее с бронхитами, синуситами, простудой, кашлем, астмой и плохом кровообращением,—тем, чем мы все страдали в избытке. Мы избегали чтения медицинских отчётов, которые были как-то связаны с последствиями от никотина. Мы прожигали дыры в своей одежде, коврах, мебели, прожигали своих друзей и себя. Мы хватали горящие кончики сигарет пальцами или роняли их себе на колени, иногда, будучи за рулём. Те, кто жевал табак, сплёвывали табачную слюну на себя и на машину, на постель и на партнёра. Мы попадали в аварии из-за употребления никотина. Сколько потеряно времени было на работе и взято больничных (иногда неоплачиваемых)! Но нам хорошо удавалось придумывать объяснения или не замечать подобных неприятностей, никогда не добавляя их к общей уродливой картине. Никотин приращивал своё зло крохотными, легко игнорируемыми шагами.

Несмотря на яростное и повсеместное отрицание, мы предпринимали попытки бросать. За эти попытки нам приходилось расплачиваться и материально, и психологически. «Моей эмоциональной реакцией на провалившуюся попытку остаться в завязке было чувство вины и бессилия. Это лишь укрепило меня в том, что я уже знал и что было частью моего отношения к жизни—я урод / ошибка природы /неудачник, и неважно, как бы я ни старался, я останусь уродом / ошибкой природы / неудачником».

Реакции на неспособность бросить обычно включали крушение надежд, ненависть к себе, отчаянный отказ продолжать употребление никотина навсегда. Некоторые намеревались бросать как никогда. Но перед тем как это, в конце концов, случалось, мы проваливались назад в употребление на дни, недели, месяцы и даже годы.

Жизнь человека, зависимого от никотина, основана на отрицании. Большинство из нас чувствовали себя несчастными и обманутыми всеми и вся. С нами случалось что-то плохое, и на наши головы падали все беды, вторгаясь в наши жизни или же стоя на нашем пути. Позор от употребления питал наше чувство неудачников, вызывая огромное недоумение и злобу. Мы мучились сомнениями, тревогой и ресентиментами. Благополучие редко сопутствовало нам.

Как неотъемлемая часть всех обиженных, мысль о том, что мы могли бы быть счастливы, если бы другие люди или обстоятельства просто изменились, была у многих из нас. Мы тратили громадное количество энергии, стараясь контролировать других людей или, как Дон Кихот, сражаясь с ветряными мельницами. Мы медлили. Мы уходили от реальности к никотину и /или другим наркотикам. Каким бы ни было наше решение, мы избегали конфронтации с настоящим виновником—нашей зависимостью.

За защитным экраном никотина чувство безопасности в общественной среде было всегда готово и доступно. Когда общество или закон начинало регулировать наше поведение, ограничивая места, где мы можем курить, мы злились и вели себя вызывающе, игнорируя правила и нарушая законы. Другой реакцией для многих было поджать хвост и податься в другое место, чтобы предаться своей «привычке». Каков бы ни был ответ, трудно представить, каким образом вечно меняющиеся правила для курящих могли бы иметь какое-либо положительное воздействие на наше представление о себе. Близкие люди беспокоились за нас, но редко это имело действие. Семья, дети, любимые, друзья и коллеги заботились о нас и волновались из-за нашей зависимости от никотина. Они были озабочены, они были раздражены, они жаловались, они упрашивали, они умоляли. А мы продолжали употреблять. Почти у всех нас были те или иные неблагоприятные физические симптомы, полный диапазон от просто дурного запаха изо рта, от пальцев, до сдавленности в груди, рака, эмфиземы, высокого давления и проблем с сердцем. У нас у всех что-то было, сколько бы мы это не отрицали или не пытались не обращать внимания на симптомы.

Чтобы облегчить опровержения, мы придумывали ту или иную систему маскировки запаха от нас самих или в наших домах, машинах и офисах. Мы отмывали и оттирали. Мы использовали зубную пасту, освежающую жидкость для рта, мяту, конфетки, жевательную резинку, духи и одеколон. Мы открывали окна, покупали приспособления для поглощения дыма, использовали освежители воздуха, уксус, нашатырь, фимиамы, благовония, ароматические свечи. Один человек пёк булочки:

> «Когда мама приходила ко мне домой, я часами проветривал дом. Затем я выпекал порцию черничных булочек, поскольку аромат булочек распространялся и создавал удивительный запах в доме. Моя мама не могла понять, зачем я так много ем черничных булочек».

Как бы мы ни пытались замести следы своей никотиновой зависимости, мы всё равно воняли, также, как и наша одежда, машины, дома и офисы. Мы также загрязняли физическое пространство вокруг себя, стряхивая пепел с сигарет или сигар, вытряхивая пепельницы или сплёвывая на тротуар, в саду с розами, на пляже, где угодно. На парковках мы вытряхивали из машин пепельницы, набитые окурками, пеплом и спичками; либо напротив—оставляли этот мусор, как нечистый след после нас везде и всюду, где бы мы ни бывали.

На психологическом уровне наша неспособность вырваться из никотиновой хватки оказывала опустошающее действие на нашу самооценку, самоуважение и любовь к себе. Осознание правды было долгим процессом. Ещё больше времени нужно было, чтобы предпринять какие-то действия после осознания. Даже хотя на протяжении многих лет мы знали, что надо бросать, мы не верили, что это когда-то может произойти. Тем не менее, большинство из нас что-то пробовали за это время, и разнообразие вариантов было велико. Мы пробовали резко завязать. Мы уменьшали количество, меняли марки, переходили от сигарет без фильтра к сигаретам с фильтром и обратно. Мы платили кучу денег за коммерческие программы или тратили скромные суммы на предложения оздоровительных обществ. Мы использовали акупунктуру, гипноз, поведенческие тренинги, медитацию и жевали никотиновую резинку. Но ничего не работало. А точнее, некоторым из нас удавалось перестать использовать никотин на различные периоды времени с тем или иным из названных подходов, и в некоторых случаях периоды без никотина растягивались на несколько месяцев или даже лет. Но, в конце концов, наркотик побеждал. Попадая обратно в никотиновые тиски, мы придумывали новые способы отрицания и рационализации, находя «разумные доводы», и вновь поддавались зависимости.

Несмотря на наши лучшие попытки отрицания, мы убивали себя, и мы это знали. Мы убивали не только свое тело, но также и свой дух. «Я испытывал психологические муки из-за того, что я курил, все годы, которые я курил. Я бы назвал это чувством раздвоения или шизофренией». Нам всем так или иначе известно о том напряжении, которое мы испытываем от своей нечестности. Мы говорили, что скоро собираемся бросить, хотя мы знали, что обманываем.

Наши тела предупреждали о болезни, но это послание отодвигалось в сторону, потому что жажда никотина подавляла разум. И мы продолжали. Постепенно появлялось нарастающее ощущение нездоровья и усталости от собственного нездоровья. «Я никогда на самом деле не ассоциировал болезнь с курением. Я знал, однако, что моя утренняя головная боль была прямым следствием сигарет, а вечерняя одышка вызвана тем, что я слишком много курил в течение дня. Но мне не приходило в голову, что я болею из-за сигарет».

Наши мозги играли в странные игры вокруг никотина. Все эти игры были изобретены, чтобы сохранить наше отрицание и нашу неспособность взять ответственность за свою жизнь. Но отказываясь принять ответственность за свою зависимость от никотина, мы лишались возможности остановиться. Так или иначе, мы, в конце концов, достигли той черты отчаяния, где мы больше не могли выносить ложь, обман и саморазрушение, и мы нашли путь к Анонимным Никотинозависимым. Первая реакция, возможно, была далека от положительной. Один человек так описывает своё первое собрание: «Я подумал, что никогда не видел такое сумасшедшее сборище тупиц и религиозных фанатов, собравшихся сразу в одном месте. Я действительно думал, что каждый там был чудаком и я не мог понять, как я там оказался, или чем эти уроды могут мне помочь, и меня очень обеспокоил этот трёп о Боге. Когда я попытался спросить об этом, мне сказали, что я не могу задавать вопросов, пока собрание не закончится. Но я всё равно вернулся. В таком отчаянии я находился».

Понравилось нам первое собрание или нет, появилось некоторое ощущение надежды—или, по крайней мере, признание, что это была последняя возможность надеяться. Ядром были люди, с разной степенью успеха все активно работающие над тем, чтобы жить свободно от никотина.

Успех не был быстрым для всех или обязательно «навсегда». В некоторых случаях возвращение к употреблению никотина был частью процесса, чтобы дойти до настоящего «дна».

«Через три месяца в Анонимных Никотинозависимых без никотина я сорвался и опять месяц курил. Этот один месяц был абсолютным и сущим адом, который становился всё хуже и хуже, настолько это было опасно. Однажды я просто не смог так больше продолжать. Я думал, я сойду с ума, и думаю, так бы и случилось, если бы я не решил там и тогда, что для меня никотина больше быть не может».

Достигнуть дна. Попасть туда, «где смерть выглядит праздником». Прийти к той черте, где мы согласны пройти любой путь, чтобы не употреблять больше никотин. Наконец начать стремиться к тому, чтобы смотреть в лицо реальности тех проблем, которые мы пытались замаскировать никотиновой завесой. Обрести готовность начать процесс. «Я понял, что мне нужно было ждать, чтобы чудо произошло в то время, которое Бог назначит, а не я».

Как бы мы не оказались в Анонимных Никотинозависимых, и какими бы отчаянными мы не пришли тогда, всё же присутствовал тот неотступный страх и сомнения о том, можем ли мы бросить. После всех поражений, всех ложных стартов и всех благих намерений, надежды оставалось мало. «Несмотря ни на что, я надеялся, что могу бросить и больше не начинать». Страх ещё одной неудачи выглядел очень угрожающим. Мысль о том, что никогда больше нельзя будет употребить никотин, столько раз в прошлом была причиной неудач, что нам трудно было представить, что это не случится ещё раз.

«Только сегодня» действительно было совершенно новым подходом для нас. Это отличалось от всего, что мы пробовали раньше. Возможно, не думая об этом, или даже зная об этом понятии, концепция «оставаться некурящим только сегодня» ослабляла страх перед следующей неделей, следующим месяцем, следующим годом и всей оставшейся жизнью в одиночку, без нашего «друга».

Другой новой идеей было бессилие. Это является первым шагом Анонимных Никотинозависимых—принять свой недостаток силы перед никотином. Это принятие требует признания того, что мы, как отдельные личности, потерпели поражение, а наркотик одержал победу. Оно также требует, чтобы мы признали, что мы и дальше будем проигрывать. Принятие бессилия требует признания того, что вся наша ненависть к себе и прошлые неудачи будут продолжаться и повторяться до тех пор, пока мы не закончим тем, что убьём себя. Некоторые из нас знали о том, что мы бессильны перед никотином, уже когда мы впервые пришли в Анонимные Никотинозависимые. «Я вынужден был признать своё бессилие, потому что никотин имел полный контроль надо мной». Или «Невозможно было игнорировать все многие и многие разы, когда мне не удавалось бросить, значит, должно быть, я бессилен перед никотином». Или «Даже от самой мысли бросать я сжимался, как паук на горячей плите, поэтому я знал, что это—больше меня». Для других осознание этой идеи приходило позднее—«в тот день, прошло приблизительно шесть недель с тех пор, как я мог бы убить за сигарету». И всё же для многих это было что-то типа компромисса: «Я думаю, я знал, что бессилен, но это не приобретало значения до тех пор, пока я не заболел так ужасно, и всё равно был неспособен остановиться».

Каким бы образом и когда бы мы ни стали признавать своё бессилие, тогда нам пришлось встретиться с концепцией Высшей Силы—«силы, более могущественной, чем наша собственная». Для некоторых, особенно для людей с сильными религиозными убеждениями или практиками, или с опытом какой-то другой Двенадцатишаговой программы, эта идея не была трудной, или, по крайней мере, концепция Высшей Силы не явилась чем-то чуждым. Однако для других изначальное столкновение с идеей Высшей Силы и стало как раз столкновением. «Высшая Сила? Да вы должно быть шутите»! «Не морочьте меня своим безумным религиозным бредом, я пришёл курить бросать». Чудо программы состоит в том, что те же самые скептики, которые сперва восприняли эту идею как шутку, теперь говорят: «Я на коленях почти каждое утро молюсь своей Высшей Силе». Другие из тех, кто раньше был настроен скептически, описывают свои более поздние мысли так: «Душевное спокойствие и само моё здравомыслие зависят от способности предаться моей Высшей Силе». «Моя Высшая Сила—это то, что смывает с меня жажду никотина и защищает меня от необходимости сдаваться под порывом».

Для большинства из нас перед тем, как мы могли принять своё собственное бессилие перед никотином и признать хотя бы возможную роль, которую может играть Высшая Сила в спасении нас от нашего наркотического безумия, нам нужно было «достичь своего дна». Как способ выражения идеи, слова «достижение дна» можно заменить различными терминами и описательными фразами. Поехать в «город полного отчаяния». «Бросить или умереть». Не спать, встряхиваясь от «эмоционального состояния содранной шкуры, в котором я находился». Напугаться до мозга костей так, чтобы отважится пойти на что угодно, чтобы не употреблять никотин. Настолько отчаяться, настолько низко упасть, быть таким потерянным, больным, чтобы всем мозгом и нутром постичь, что нет ничего более важного, чем то, чтобы не употребить следующую порцию никотина. Быть способным жить по принципу «Не кури, даже если зубы сводит»! Достичь Дна. Определённо не самое весёлое место. Но для некоторых из нас необходимо достичь настоящей «самой низкой точки», пока мы не можем увлечься понятием «подниматься» в Выздоровлении.

По мере того, как мы ходим на собрания, мы обнаруживаем, что наше отношение постепенно меняется. Несмотря на то, что мы уверены, что никогда не освободимся от никотиновой зависимости, мы не употребляем этот наркотик. Мы учимся препоручать нашу волю и нашу жизнь силе более могущественной, чем наша собственная. Мы учимся смирению и состраданию. У нас появляется больше уверенности в себе, и мы впервые начинаем понимать, насколько серьёзна на самом деле наша никотиновая зависимость, насколько она воздействует на нас как физически, так и духовно. Мы познаём, что такое бодрость духа и надежда. На собраниях и в повседневной жизни мы получаем уроки веры и терпения. Мы чувствуем, что для того, чтобы успешно оставаться свободными от никотина, нам необходимо поддерживать честность как по отношению к себе, так и к другим.

Молитва о душевном покое напоминает нам о том, что мы не можем избежать приступов жажды никотина. В более широком смысле мы учимся использовать идею молитвы, как инструмент для того, чтобы управляться со многими вещами в повседневной жизни, которые не в нашей власти. В то же время мы узнаём то, что мы можем изменить в себе — это наше отношение, наше мышление, то, как мы ведём себя и реагируем. Это относится и к нашей зависимости от к никотина, и к жизни в целом.

Высшая Сила направляет нас к здоровому выбору, если мы остаёмся открытыми к тому, чтобы она нас направляла. Для многих, особенно в течение первого года выздоровления, главным вопросом является избегать никотина. Хотя рано или поздно импульсивное влечение уходит, и тогда наши заботы могут повернуться к занятиям по непрерывной духовной программе.

Наши жизни улучшились с тех пор, как мы пришли в Анонимные Никотинозависимые. Мы чувствуем себя лучше и лучше выглядим. Однако наши чувства мы испытываем более интенсивно, чем когда-либо. Иногда эта эмоциональная интенсивность приводит к мысли, что нам хуже, чем раньше. Но по мере того, как мы учимся использовать инструменты выздоровления в любых трудностях, которые встречаются в жизни, мы находим больше душевного покоя и надежды, чем могли когда-то представить. И из этого осознания приходит понимание того, насколько лучше нам сейчас.

Мы узнаём о том, что хорошие люди могут совершать плохие поступки, и что нам не нужно принимать себя совершенно всерьёз. Через капитуляцию и признание бессилия мы обнаружили, что нам больше не нужно быть рабами никотина или табака или рекламной индустрии.

Мы обнаруживаем, что можем делать что-то трудное, и что наши чувства и страхи не являются уникальными. Мы больше заботимся о себе и учимся жить только сегодня.

Мы протягиваем руку помощи другим, поскольку берём ответственность за собственное спокойствие и счастье. Мы научились верить в чудеса. Большинство из нас ещё не совсем готовы к чудесам типа «расступись море», но на личностном уровне мы верим в чудо, потому что каждый день наблюдаем его в самих себе. Мы испытываем духовное пробуждение своего собственного существа, которое настолько же лично и индивидуально, насколько каждый из нас. Появляется жизненная сила, жизнь, чувство движения вперёд или вверх и цель, которой никогда раньше у нас не было.

Мы ощущаем уверенность, день за днём, что мы не будем употреблять никотин. Пока мы держимся наших групп и нашей программы, мы чувствуем, что наши шансы не употреблять никотин резко увеличиваются. Иногда мы понимаем, что нам очень хочется конфет или других сладостей, или солёного или жирного, или алкоголя или других наркотиков, или секса—чего-нибудь, чтобы улететь, и интенсивность этого желания может удивлять. Некоторые больше чувствуют гнев, чем тогда, когда они употребляли никотин. Хотя на самом деле мы злились так же, как и раньше. Чувство подавлялось наркотиком.

Мы учимся, как не реагировать слишком быстро. Мы учимся обращаться к нашей Высшей Силе, либо через молитву, либо общаться какими-то другими средствами, и мы стали признавать, что мы отправились в небывалое путешествие. Мы больше не боимся потерять контроль из-за гнева.

Посещая собрания и участвуя в другой деятельности Анонимных Никотинозависимых, мы остаёмся свободными от никотина, поскольку мы делимся собой с другими. Мы чувствуем, как наша Высшая Сила работает внутри нас. Представляя глаза товарищей по группе мы напоминаем себе, что не хотим употреблять никотин до следующего собрания. Новички напоминают нам о нашем собственном отчаянии, которое мы испытывали не так давно, и о том, как мы чувствовали себя на первых собраниях. Мы можем выражать и получать доброту и любовь в дружеской и непринуждённой атмосфере.

Мы, у кого появилась возможность говорить на собраниях и делиться своими историями, опытом, силами и надеждой с другими людьми, которые борются с той же проблемой, узнали о себе поразительные вещи. Та безопасная атмосфера, которую мы чувствуем на собраниях, позволяет нам делиться тем, чем нам необходимо поделиться, без страха. Мы знаем, что нас никто не осудит.

Слушая других, через личный самоанализ, помощь наставника и Высшей Силы мы начинаем понимать Двенадцать Шагов и прокладывать свой путь по ним—по одному шагу за раз, по порядку. Часто мы не осознаём точно, как мы работаем над тем или иным Шагом или зачем, но мы точно знаем, когда мы его сделали.

Опыт очень ясно показал, что служение в Анонимных Никотинозависимых—это невероятно важный инструмент для того, чтобы оставаться без никотина. Существует огромное разнообразие вариантов, открытых для служения: организовать новую группу или быть председателем, или другим добровольцем на уже существующей группе, стать наставником, делать или принимать телефонные звонки, организовать общественное мероприятие, отвечать на почту. Обязательства по служению могут меняться с тем, чтобы подходить человеку, настроению и определённому дню или периоду времени.

Хотя форматы собраний могут быть разными, мы все согласны о необходимости обсуждения и высказываний на этих группах. Большую помощь оказывают собрания по изучению Шагов, особенно если Анонимные Никотинозависимые—первая или единственная Двенадцатишаговая программа для человека.

Каков бы ни был формат, есть в Анонимных Никотинозависимых что-то, что заставляет нас возвращаться. Это принятие и понимание со стороны людей, которые разделяют ту же проблему зависимости от никотина. Мы испытываем—некоторые из нас впервые в жизни—искреннюю заботу, любовь и поддержку. Возможно, самое удивительное—это пробуждение надежды. Мы, те, кто полностью были уверены, что никогда не сможем прекратить употребление никотина, начинали верить в возможность того, что это происходит, когда мы слушали, как другие делились своим опытом, силами и надеждой.

Однако Анонимные Никотинозависимые не работают сами по себе. Многие из нас находятся в сильном отрицании своей

19

зависимости от никотина. Мы неспособны признать своё бессилие перед никотином, или у нас трудность с концепцией Высшей Силы, тогда остаётся в одиночку сдаться той другой «силе». Без серьёзного внимания к Двенадцати Шагам большинство из нас думает, что невозможно долгое время оставаться без никотина. Некоторые довольствовались тем, что проходили Первый Шаг и прыгали в Двенадцатый Шаг, оставляя прочие Шаги для других за тем, чтобы потом узнать, что наркотик захватывает нас снова, как только жизнь становится более сложной и наполнятся стрессом. Возможно, мы перестаём ходить на группы и просто забываем, что мы больны. Мы принимаем ту первую дозу никотина, забывая о том, что «одна доза—это слишком много, а тысячи не будет достаточно».

Поскольку болезнь у нас одна, и одно выздоровление от неё, среди наших членов развивается особая связь. В безопасном и надёжном окружении мы учимся доверять и подстраховывать друг друга. Мы на своём опыте познаём правдивость выражения, что не знаем полностью свою собственную историю, пока не поделимся ею с другими людьми. Отношения, которые мы формируем в Анонимных Никотинозависимых, развиваются по мере того, как мы успешно выздоравливаем. Мы обнаруживаем, что уже не самыми первыми покидаем группу в конце собрания. Мы пьём кофе после его окончания и регулярно говорим по телефону с нашими новыми друзьями и знакомыми. Мы больше и больше рассказываем о себе и начинаем изучать взаимосвязи, которые нам необходимо развивать, как функционирующим людям. Наше одиночество уходит вместе с тягой к никотину.

Выздоровление от никотиновой зависимости не является одиночным событием. Это жизненный процесс. Он начинается, когда мы прекращаем употреблять никотин и признаём своё бессилие перед этим наркотиком, и продолжается, пока мы не употребляем его и помним о своём недостатке силы перед ним. Но признание бессилия перед никотином не делает его менее хитрым и сбивающим с толку. Если мы остаёмся одни, наркотик никогда не ослабит своего контроля над нами. Зависимость от никотина, так же, как и зависимость от алкоголя, героина или других наркотиков—это серьёзное смертельное заболевание, которое остаётся с нами на всю жизнь.

Часто удивительно, какую поддержку могут оказать другие люди, когда мы начинаем искать решения проблемы никотиновой зависимости. Возможно найти поддержку даже у тех, кто продолжает употреблять никотин. А если нет, то мы учимся, что другие люди могут делать свой собственный выбор. Это может помочь нам осознавать наше решение не травить себя наркотиком.

Хотя иногда, находясь вблизи курящего человека, мы можем ощутить внезапную тягу. Благодаря Анонимным Никотинозависимым мы всегда помним, насколько разрушающей является эта зависимость, и как мы благодарны за то, что свободны от неё. Порыв пройдёт, употребим мы никотин или нет! Когда мы позволяем этому порыву уйти, это ещё раз усиливает растущее чувство свободы, увеличивая нашу радость и душевный покой. Как подводит итог один из наших членов: «Я просто скажу, что с тех пор, как я бросил употребление никотина, у меня появилось больше счастливых, радостных и беззаботных дней, чем я когда-либо мог даже представить».

Возможно, никто из нас не может сказать, что путешествие без никотина происходит без встрясок и ухабов, особенно в начале. Появление лишнего веса — это распространённая причина недовольства. Еда, кажется, берёт на себя заботу о некоторых наших привычных желаниях, и мы едим больше конфет, леденцов, сушек, морковки, мороженного, зубочисток, слонов, кухонных раковин и всего, что не приколочено. Один человек заявил, что съел «всю Южную Калифорнию».

Более частое питание часто сопровождается более частыми упражнениями. Постепенно равновесие возвращается. И когда люди говорят нам, что мы лучше выглядим, мы понимаем, что мы и чувствуем себя лучше — физически, эмоционально или духовно.

Разнообразие новых эмоций также может быть частью процесса выздоровления от никотиновой зависимости. Почти все мы в Анонимных Никотинозависимых находим, что мы испытываем больше чувств и ощущаем их более глубоко, чем, когда мы отравляли себя. Посещение собраний и общение членами группы — это инструменты для того, чтобы ладить с этими новыми эмоциями. Ещё одним инструментом является Молитва о душевном покое, которую человек использует, чтобы справляться с таким чувством, как гнев: «Я всегда держу в голове Молитву о душевном покое и нахожу, что я часто использую её, чтобы избавиться от гнева. Она всё переворачивает. Я злюсь на своего напарника по работе и пытаюсь контролировать его поведение. Это не получается. В прошлом я бы поджёг сигарету и устроил бы с ним скандал. Сейчас Молитва о душевном покое (*Боже, дай мне разум и душевный покой принять то, что я не в силах изменить, мужество, изменить то, что могу, и мудрость отличить одно от другого*) позволяет мне посмотреть на причину своей злости и отпустить её.

Не важно, какими были наши прошлые религиозные убеждения и какие есть сейчас, участие в Анонимных Никотинозависимых и сосредоточенность на Двенадцати Шагах привела нас к осознанию того, что есть сила, более могущественная, чем наша собственная. Это может быть Бог, другие люди или ручка двери. Наша Высшая Сила—это что-то или кто-то, к кому можно обратиться с трудностями. Один человек использует число «51» как свою Высшую Силу. Идея пришла, когда он назначил своему внезапному желанию покурить номер «49», а желанию не курить—номер «51». После этого, каждый раз, когда приходил порыв, он передавал это числам, и число «51» выигрывало, потому что оно больше. Сейчас, пару лет спустя, он расширил «51» в источник всей положительной и мощной энергии или идеи его жизни.

Обращение к Высшей Силе облегчает неуправляемые моменты в жизни. Как зависимые от никотина, в такие моменты мы использовали никотин. Без никотина мы создаём необходимость замены, но в то же время освобождаем пространство для более позитивной энергии. Как выражает это один человек: «Я передаю себя Высшей Силе, потому что моя жизнь неуправляема. Я раньше сидел и курил и передавал свою волю и свою жизнь сигаретам. Не употребляя никотин, я освободил пространство своей Высшей Силе, и сейчас доверяю ей».

Ещё один взгляд на Высшую Силу—это огонь свечи: «Я вижу свою Высшую Силу, как пламя свечи». Я питаю это пламя всем, над чем не имею власти,—моя тяга к никотину, моё желание изменить других людей, мои эгоистические привязанности и так далее. И с каждым разом, когда я что-то отдаю пламени, огонь становится ярче и сильнее».

Чтобы иметь Высшую Силу, необязательно быть религиозным или верить именно в какого-то определённого Бога или вообще в Бога. Всё, что нужно — это связь с положительной силой, более могущественной, чем ты сам.

Большинство из нас в Анонимных Никотинозависимых хорошо себя чувствуют в программе и не хотели бы как-то менять её. Мы хотим быть уверенными в том, что продолжим расти и находить тех, кто всё ещё страдает от никотиновой зависимости. Есть смысл в том, чтобы Анонимные Никотинозависимые продолжали быть частью наших жизней. Посещение собраний помогает обеспечить нам постоянную свободу от никотина и предоставляет возможности помогать новичкам.

На собраниях можно найти ответы для тупиковых ситуаций и решения эмоциональных перипетий повседневной жизни. «Каждый раз, когда я посещаю собрание, я вновь и вновь подтверждаю мои приоритеты и приверженность жизни, свободной от никотина. Мне нужно высказываться и вносить свой вклад в выздоровление других. Я всегда чему-то учусь. Группы дают нам «дружбу, поддержку, постоянное вдохновение, наглядное напоминание мрачного прошлого», так же как являются местом, где «я могу поговорить о своих сумасшедших чувствах по поводу некурения и найти душевный покой и силу оставаться чистым».

Огромная, всепоглощающая тяга исчезает — либо в какой-то степени, либо полностью. Иногда возникает потенциальная мысль о сигарете, «но жажда — больше не то слово». По прошествии времени оставаться без никотина перестаёт означать для нас ежедневную борьбу, но иногда возникает негромкое, ноющее чувство. «Это не борьба, но иногда я просто скучаю по курению — как по старому другу». Зависимость в нас иногда продолжает звать.

Когда мы бросаем употребление никотина, похоже, что меняются также и другие привычки — даже такая обычная, как посидеть над едой. Люди пьют меньше кофе, меньше алкоголя, меньше кока-колы, становится меньше тяжких раздумий, когда никотина становится меньше. Реже не ложатся долго спать, меньше ходят в бары, меньше общаются с курящими друзьями, меньше сидят в любимом кресле перед телевизором. «Пресекается огромная куча всяких излишеств».

Есть безграничное множество видов деятельности, которые могут заменить их — занятия спортом, прогулки, упражнения, развитие дружеских отношений, обучение, вязание, «наполнение чувствами и эмоциями, которых я избегал в течение всей своей курительной карьеры».

Один из дальнейших побочных эффектов «большей заботы о себе» — это чувство растущей энергии и снижение усталости. Однако при этом не следует забывать о том, что, особенно в начале, многие говорят о полной измождённости, когда они впервые воздерживаются. Улучшается цвет лица, улучшается кровообращение («я уже забыл к тому времени, что это такое, когда у тебя тёплые руки и ноги»). Лучше становятся вкусовые ощущения, обоняние и зрение, улучшается ощущение собственного запаха — от дыхания, волос, рук, одежды, тела, машин, квартир и офисов.

Нам стало гораздо лучше эмоционально — хотя мы порой удивляемся этому, больше всего, потому что эмоции становятся настолько ярче без притупляющего действия никотина. Перепады настроения случаются гораздо реже, и они менее резкие, мы стали менее капризными и эксцентричными. Увеличивается наш уровень терпимости к другим людям, что ведёт к уменьшению расстройства и гнева, направленного внутрь себя.

Возрастающее ощущение благополучия также, похоже, прокладывает свой путь в наших жизнях. Почти все сообщают об улучшении чувства как внутренней уверенности в себе, так и внешней. Однако в то же время у нас, оказывается, повышается ветреность и легкомыслие. В самом начале почти все жалуются на потерю концентрации. Однако же мы обнаруживаем, что наша способность сосредоточиться возвращается в более полном объеме.

Многие из нас говорят и об улучшении своей сексуальной жизни. У нас больше интереса, больше наслаждения, больше отзывчивости, больше смелости, больше искренности. Один человек говорит: «Усилия во время секса приводили меня к приступам кашля и удушья. Это было больно, неловко и досадно. Сейчас я могу получать удовольствие от физической стороны любви, поскольку меня больше не беспокоит дыхательные проблемы». Другой говорит: «Почему не акцентируется больше внимания на этом преимуществе в антиникотиновых кампаниях? Ну конечно, этому никто не поверил бы». Возможно, нет, принимая во внимание, как сильно подчёркивается секс и наслаждение в рекламе никотина.

Жизнь кажется более захватывающей: «У меня больше интереса к жизни. Я не «живу в своей голове», как было, когда я курил. Я больше знаю о том, что происходит вокруг меня— зрелища, звуки, люди и т.д. Я обращаю внимание на то, чтобы жить «здесь и сейчас». Я переживаю приключения.

Отношения с теми, кто продолжает употреблять никотин, могут измениться. В общественных местах, особенно в ресторанах, мы отодвигаемся от курильщиков, находя места в залах для некурящих, тогда как раньше нам подходили только курящие зоны. Иногда мы находим, что проводим больше времени с теми, кто выздоравливает от никотиновой зависимости, чем с теми, кто всё ещё от неё страдает. Наше отношение к тем, кто остаётся зависимым, не включает нравоучений с нашей стороны. Если им интересно, мы готовы сослаться на Анонимных Никотинозависимых и рассказать о нашем опыте. Когда мы сталкиваемся с курильщиками, мы испытываем смешанные чувства, такие как сожаление, грусть и сострадание. Также может быть чувство благодарности и радости, что это не мы. Однако, как зависимые люди, мы вполне можем испытывать зависть— «Почему они могут, а я не могу»? В это же время мы благодарим свои звёзды и замечаем, насколько их поведение саморазрушительно и насколько влечение непреодолимо. «Они должно быть сами ненавидят то, что делают по отношению к себе». И конечно: «Я живу только милостью Божьей»!

Растущая общественная кампания против никотина, кажется, является одновременно как подкреплением, так и вызывает раздражение. Высказывания, такие как от Управления Медицины,

25

обновляют нашу решимость. В то же время, многоголосая общественная шумиха против курения и табака является такой поверхностной и демонстрирует такое пугающее непонимание власти наркотика и самого явления зависимости от никотина, что просто отталкивает и вызывает раздражение.

В рамках исследований для этой части книги, мы задали вопрос: «Расскажите нам о чём-то, что бы вы ещё посчитали важным касательно того, как вы сейчас чувствуете себя, будучи свободными от никотина». Следующие произвольные примеры подчёркивают силу Анонимных Никотинозависимых как средства нашего спасения от одного из самых ужасных наркотиков, доступных на рынке:

> «В том, что я бросил, мне больше всего нравится, что мне не надо думать, планировать и мучить себя мыслями о том, как и когда я брошу. За последние пять лет я ежедневно просыпался с мыслью, что должен бросать, пока не слишком поздно. Но я продолжал откладывать, пока не услышал об Анонимных Никотинозависимых. Я, *наконец,* нашёл успех! И *свободу*»!

> «У меня есть чувство свободы, что меня больше не контролирует вещество. Мои действия больше не ограничиваются необходимостью делать что-то, что не плодотворно или полезно для чего-либо, кроме удовлетворения неважных чувственных удовольствий».

> «Я на самом деле — искренне благодарный выздоравливающий зависимый от никотина, потому что я убеждён, что никотин — это наркотик, туманящий ум. Самая важная часть моей свободы от никотина — это то, что я ощутил жизнь без той завесы, которую он нёс собой».

> «Сейчас у меня есть надежда там, где до этого было только отчаяние, и это глубоко меня изменило. Я благодарен Анонимным Никотинозависимым и всем подаркам, которые от них получил».

«ДОЛГОЖДАННАЯ СВОБОДА»

ЧАСТЬ II

Вопросник и лучшие цитаты

Предисловие

Вопросник и «Лучшие цитаты» — это попытка членов сообщества поделиться с другими своим опытом, силами и надеждой на выздоровление от никотиновой зависимости. Эта часть делится на три раздела: «Как это было»; «Что произошло» и «Какие вы сейчас». Три раздела отражают общий процесс, как мы получали наш опыт; мы стали употреблять никотин, наступили последствия, которые заставили нас меняться, и мы нашли помощь, которая нам была необходима, через программу выздоровления Анонимных Никотинозависимых, её инструменты, принципы и связь между её участниками.

Читая этот текст, новички могут найти ответы, которые помогут им соединиться и идентифицировать себя с людьми, которые пришли до них. При написании своих собственных ответов, можно использовать вопросник, как часть своего прохождения Четвёртого Шага. Дополнительно есть вопросы и ответы, с которыми человек может глубже понять любой из Двенадцати Шагов.

Для тех, кто по тем или иным причинам не может попасть на обычное собрание или собрание онлайн, или на группу по телефонной связи, когда им это необходимо, «Лучшие цитаты» могут служить средством объединения с другими членами и дают человеку знать, что он не один в процессе своего выздоровления. Группы также могут зачитывать разделы все вместе и/или использовать их, чтобы предлагать темы собраний.

Приняв тот факт, что в одиночку мы не могли бы остановиться, не остановились и не могли воздерживаться от употребления никотина, мы узнали ценность того опыта, что мы получали от других. Сейчас, живя без никотина, мы предлагаем Вопросник и «Лучшие цитаты», как литературу, помогающую в дальнейшем выздоровлении всех наших членов. Конечно, вы можете подумать о других вопросах и темах для изучения.

Пока вы обдумываете и пишете свои собственные ответы, пожалуйста, знайте, что мы приветствуем всех членов, кто хочет поделиться своим опытом, силами и надеждой с другими. Пожалуйста, посылайте вашу мудрость и истории выздоровления в вестник Всемирного офиса Обслуживания «Семь минут» или в информационный бюллетень любой интергруппы.

«Вместе мы меняемся».

I. Как это было?

1.   *Почему вы начали курить или жевать табак?*

«Я начал в возрасте 11 лет, чтобы быть «крутым» среди других соседских детей. Я хотел, чтобы меня приняли.

«Застенчивость. Я нервничал с другими людьми».

«Чтобы быть более взрослым, более искушенным».

«Я хотел быть, как все кино и телезвезды, которые курят и пьют».

«Были социальные причины, а также, чтобы быть непокорным, но сразу после первой же моей сигареты мне понравилось то, как я себя почувствовал благодаря никотину».

«Вся моя семья, так или иначе, злоупотребляла веществом. Итак, я выбрал жевать табак».

2.   *Вам нужно было учиться курить или жевать табак?*

«Я помню, что я поперхнулся, и мне нужно было тренироваться. Я также помню, что мне нужно было научиться, как «правильно» открывать пачку, после того, как кто-то меня высмеял, когда я оторвал весь верх от пачки».

«Старший друг научил меня. Я тренировался затягиваться, много кашлял, но был намерен «овладеть искусством» с некоторой изюминкой».

«Я наблюдал годами, как это делал отец, поэтому я знал».

«Да, я держал эту жвачку во рту до тех пор, пока не чувствовал, что меня сейчас вырвет. Каждый день я мог это делать дольше».

3. *Чувствовали ли вы влияние сверстников, чтобы употреблять табак? Прокомментируйте кратко.*

«Да, «понтовые» ребята, которые курили, кажется, знали, как вести себя в разных ситуациях, и я хотел быть таким, как они».

«Когда я начал курить в 1958 году, это было «модно, продвинуто, взросло». Да, было давление сверстников. Я курил, чтобы быть одним из них, принадлежать, оказаться взрослым и опытным, как другие».

«Нет, Я был одиночкой».

«Да, некоторые в компании жевали табак, я был новичком и хотел вписаться, быть таким же, как старшие члены лиги».

«Нет, я просто хотел отличаться».

4. *Оба ваши родителя употребляли табак?*

«Моя мама курила много лет, и я хотела быть, как она».

«Я знал, что мама втихую курила сигареты, отец курил сигары. Я никогда не видел мать курящей».

«У отца всегда за щекой был комок, и мама это ненавидела».

«Оба родителя курили так много, что иногда срабатывал детектор дыма».

«Они были оба очень строгие насчёт курения. Я старался их избегать».

5. *Какое действие оказывала реклама на Ваш выбор марки табака и Вашу лояльность? Влиял ли на вас* *или дизайн и цвет упаковки, или содержание смол/никотина, или его вкус?*

«Реклама напрямую воздействовала на мой выбор марки. Когда вышли сигареты «Лайтс», я переключилась на них. Когда вышли «с низким содержанием смол», я переключилась на них, когда вышли «Ультра Лайтс», я перешла на них и оставалась с ними до самого конца. Хотя я и была зависимой, я старалась выбрать наименее вредные сигареты. Сейчас я узнала, что всё это было надувательство просто для того, чтобы я продолжала покупать сигареты».

«О, да, я пленилась таинственностью, моя марка была частью моего образа, когда я была подростком. Иногда я сама могла измениться, только чтобы курить марку покрепче».

«Реклама, кажется, не влияла на мой выбор. Я застрял на тех сигаретах, с которых начал курить подростком».

«Мне нравилось всё в моём жевательном табаке. Мне нравилось, что о нём говорили, как о самом сильном, какой можно купить. И это было по-мужски».

«Я попробовала несколько видов на вкус, пока не нашла тот, который мне понравился, слегка сладковатый».

«Меня привлекали те образы «тонких» женщин, которые нравились мужчинам, однако были независимы. Такой я и хотела быть».

6. *Курили ли вы больше, когда употребляли алкоголь?*

«Да, я, наверное, курил в два раза больше».

«Пока я ещё мог пить, я продолжал курить».

7. *Ассоциировалось ли у вас употребление табака с какой-то деятельностью, физическим окружением, временем суток и/или людьми? Поясните.*

«Я всегда ассоциировал курение с «серьёзным разговором. Я всегда курил, когда пил, читал или вёл машину. Я курил в машине, в постели, в барах и ресторанах. Я курил в течение всего дня. У меня всегда были курящие приятели на работе и в друзьях».

«Никотин всегда начинал мой день, заставлял меня двигаться. Затем, после обеда, расслаблял в течение всего вечера».

«Курение было способом впустить наркотик в моё тело. Любое время и место было подходяще, чтобы покурить».

8. **Вы чувствовали себя «под кайфом», когда курили?**

«Да, я затягивалась очень глубоко в поиске «вибрации», «умопомрачения».

«Конечно, особенно когда я не мог прикурить несколько часов».

«Мой «кайф» был после первой затяжки после еды».

«О, да, первая затяжка утром давала хороший приход»!

9. **Употребляли ли вы никотин, когда чувствовали себя одиноким, уставшим, голодным, злым, обиженным и/или счастливым?**

«Я всегда курил больше, когда уставал и когда был голоден. Я курил быстрее и «сильнее» (глубже затягивался), когда злился.

«Я, возможно, курила больше, когда была расстроена и/или обижена. Это помогало мне подавлять гнев. Я курила, когда была голодна, как будто это был способ диеты».

«Может быть, жевал больше от скуки или, когда хотел расслабиться».

«Уставший, голодный, злой, обиженный, одинокий, счастливый и тому подобное».

«Я больше курил, когда мне было одиноко. Это был мой друг. Уставший? Да, это была пауза, которая освежала. Голодный? Да, это отвлекало. Злой? Да, накрути ещё, злюка. Счастливый? Да, курил, чтобы чувствовать себя хорошо».

«Я употребляла его, чтобы уменьшить стресс, так я себя лечила».

«Я полагаю, это было на самом деле противоречивым чувством. Когда я работал, я курил. Никотин, казалось, помогает мне в творчестве, но я также испытывал вину за это, потому что знал, что причиняю вред своему здоровью».

«В основном я жевал табак в одиночестве. Особенно превалирующими чувствами при этом были тревога или тоска».

«Курение было моим ответом на любую эмоцию».

10. Курили ли вы или жевали табак, когда нервничали? Если да, помогало ли это и надолго ли?

«Я всегда курил, когда нервничал. Это помогало, но обычно только на 15 минут или меньше. А потом мне просто нужна была ещё одна сигарета».

«Да, это было моим способом управления гневом».

«Да, но иногда из-за этого я нервничал ещё больше».

«С сигаретой, как с «волшебной палочкой» я притворялся, что не волнуюсь».

«Конечно, но потом подавленные чувства неизменно возвращались, и я по-прежнему была в растерянности, что с ними делать».

11. Прятало ли употребление никотина Ваш страх перед чем-нибудь?

«Моё курение скрывало мой страх перед людьми и страх быть непринятым ими. Кто бы что ни говорил, у меня всё же были мои сигареты».

«Да, страх перед всем! Страх чего-то нового, страх перед общением с людьми, страх перед одиночеством, неудачей, страх не соответствовать, не знать правильного ответа, и т.д.»

«Никотин—это действующий на психику наркотик, который отделял меня от моих страхов».

12. *Хотели ли вы создать вокруг себя дымовую завесу? Если да, то почему?*

«Да, дымовую завесу от других, чтобы они не видели меня настоящего, потому что я думал, что они бросят меня, если увидят, какой я на самом деле».

«Я никогда об этом не думал до тех пор, пока не бросил. Но я действительно прятался, ото всех на свете и от себя».

«Сигареты были моей компанией, когда мне надо было отойти и защитить себя от других людей».

13. *Позволяло ли вам курение или жевание табака чувствовать себя в обществе более безопасно?*

«Сначала позволяло. Затем оно оказывало обратное действие, но всё равно было мне необходимо. Мне нужен был этот наркотик, чтобы чувствовать себя комфортно, но сам процесс курения в присутствии некурящих людей заставлял испытывать неудобство».

«Да, вначале, а потом всё более неуверенно».

«Курение было для меня средством, чтобы справляться в некоторых ситуациях, где я чувствовал себя неадекватно».

«Сначала это было круто, а позже это стало позорным в среде моих сотрудников».

14. *Чувствовали ли вы себя всё более изолированным, когда употребляли табак?*

«Да. Одиноким и виноватым, и испуганным».

«Нет, просто я тусовался с теми, кто курил».

15. *Когда вы выкуривали первую сигареты за день или начинали жевать?*

«Обычно, как только выключал будильник».

«Я поднимался, шёл в туалет, делал чашку кофе и закуривал».

«Это первое, что я делал, когда поднимался с постели, или в постели.

«Как только мне было, куда сплюнуть».

16. И как вы себя чувствовали?

«Облегчённо».

«Тащился».

«Не мог дождаться второй и третьей сигареты».

«Опять испытывал отвращение к себе».

«Как будто моя кровь начинала двигаться, и я мог продолжать свой день».

17. Сколько времени проходило до следующей сигареты или порцией?

«Нисколько. Я курил одну за одной».

«Я успевал налить чашку кофе».

«Может быть один час, пока не садился в машину, направляясь на работу».

18. Могли бы вы пойти на что угодно, чтобы достать табак?

«Да! Я ехал в остервенении 30 миль за сигаретой. Я подбирал с земли окурки за городом. Я воровал сигареты. Я стрелял их у незнакомцев».

«Если магазин был открыт, до него не существовало слишком большого расстояния или слишком позднего времени».

«Выискивал в пепельнице наполовину выкуренные сигареты, чтобы не выходить за пачкой посреди ночи, пока я всё ещё работал, и когда не находил, я одевался и шёл покупать пачку в 2 часа ночи, если мне нужно было продолжить работу».

«Я ездил по 45 минут на автобусе, чтобы купить «правильный» табак для трубки».

«Да, и я шёл на что угодно». Я выходил на улицу в любое время суток за сигаретами. Если я ездил в незнакомые места, я мог провести целый день (если требовалось столько времени) в поисках места, где продавали мою марку жевательного табака».

19. **Вы когда-нибудь врали по поводу своего употребления табака?**

«Я часто врал насчёт своего курения. Вначале я вообще отрицал, что курю, в средней стадии я отпирался от того, сколько я курю, и позднее я курил тайком и врал о том, что начал снова».

«Не на словах, хотя я не курил в присутствии определённых людей или групп, поэтому они думали, что я не курю».

«Это случалось в основном с моей девушкой, и каждый раз, когда я ей лгал, я чувствовал себя самым никчёмным, ужасным человеком на свете».

20. **Вы когда-нибудь воровали сигареты или табак?**

«Я начинал, воруя сигареты у своей матери, я воровал у всех, у кого мог, и, в конце концов, я крал деньги, чтобы покупать сигареты».

«Я вытягивала несколько штук из сумочки у моей сотрудницы, когда она выходила в туалет».

«Я воровал пачки из магазина, пряча их в бейсбольную перчатку, которую носил с собой».

21. **Привело ли ваше употребление табака к прекращению какой-то определённой деятельности? Опишите.**

«Моё курение не позволяло мне (даже сейчас, когда я не курю) ходить в походы, бегать и плавать. Оно мешало мне смеяться (я всегда начинал кашлять), но сейчас я могу смеяться».

«Я подумал, что, если я убиваю себя сигаретами, заниматься физической фитнес программой было бы бесполезно и лицемерно».

«Я предпочёл сигареты физическим занятиям. А когда был ребёнком, я любил бегать».

«Бесчисленное количество раз. Я не присоединялся к компании, которая шла гулять после кино, потому что хотел идти домой, сидеть там и жевать табак. Я прерывал прекрасное времяпровождение с близкими друзьями и/или подругами, чтобы пойти домой и быть там одному, чтобы жевать табак».

22. *Влияло ли ваше курение/ жевание табака на Вашу успешность или предпочтения: профессиональные, в свободное время, сексуальные? Объясните.*

«Это был бы длинный список, и мне пришлось бы добавить упущенные возможности, то, что «могло бы быть», чего я даже не знаю, если бы я никогда не курил».

«Я никогда не была спортивной, но, когда пыталась заниматься, курение очень вредило. Курение было моим проведением досуга. Я потеряла много любимых/ поклонников/ кавалеров из-за курения. И курение отстранило меня от многих друзей».

«Очень трудно сосредоточиться, когда ты нуждаешься в дозе никотина. Это особенно так, когда находишься в окружении некурящих и пытаешься сделать вид, что ты в порядке».

«В профессии никотин был классным помощником, я воспринимал его как топливо, которое разогревает моё творчество. Какой вздор».

«Я припоминаю одно собеседование о работе. Она была бы хорошим продвижением в моей профессии. Но я увидел знак «не курить» и я знал, что я не смогу там работать».

«Никотин мешал моим сексуальным отношениям. Кто хотел бы встречаться с парнем с комком за щекой».

«Мой врач сказал, что курение сыграло роль в моей импотенции».

«Я не представляла себе, как можно встречаться с некурящим, и решила, что это чувство будет взаимным. Мне странно было даже, когда мой партнёр курил не мою марку сигарет».

23. *Вам когда-нибудь говорил врач, либо, когда вы лежали в больнице, чтобы вы не курили, и вам нужно было тайком находить способ покурить?*

«Да, когда у меня случился сердечный приступ, мне пришлось прибегать к поиску окурков в пепельницах при входе, а потом стрелять спички».

«Когда я была беременная, врач говорил мне, чтобы я прекратила курить, но я просто не могла прекратить. Я должна была скрывать своё курение от мужа».

24. *Было ли у вас чувство, что вы настолько «серьёзный» любитель табака, что, тогда как другие могут бросить, вы будете курить, пока не умрёте»?*

«Я всегда думал, что я могу бросить, но начал сомневаться, что такой день когда-нибудь придёт».

«Да, после того, как я несколько раз пытался бросить, и слышал о людях, которые бросили, я почувствовал, что со мной что-то не так».

«Я был «серьёзным» курильщиком и чувствовал, что обречён курить, пока не умру. Печально».

25. *Перечислите некоторые слова, описывающие то, каким вы видели себя, когда курили или жевали табак.*

«Смущенный, одинокий, грязный».

«Сильный. Независимый. Мужественный. Исключительный. Творческий».

«Когда я курил, я видел себя: классным, небрежным, безразличным, уверенным в себе, мужественным, профессиональным, зрелым, сопричастным, романтичным, занятым, ценным. Когда я сорвался, я увидел себя: слабым, никчёмным, постыдным, некомпетентным, безнадёжным».

«Изысканная. Крутая. Серьёзная. Глубокая».

«Мачо, крутой, умный, искушённый».

«Больной, страдающий навязчивыми состояниями. Одержимый чувством вины. Бессильный. Противоречивый. Злой на самого себя. Боящийся последствий».

«Вредящий себе, неудачник, слабый, глупый».

«Отвратительная, слабая, несвободная».

«Уверенный, вдумчивый, как профессор, курящий трубку».

«Тревожный, напряженный, зависимый, единоличник, непокорный, слишком слабый, чтобы бросить».

26. Волновало ли вас, что вас увидят употребляющим табак или что от вас пахнет табаком?

«У меня нарастало чувство неловкости за своё курение. Я не осознавала, пока не бросила, что все чувствовали от меня запах».

«На самом деле, нет. Я не очень-то заботилась о том, что думают другие».

«Я должна была стоять на улице у входа в собственный магазин в холодную погоду, это было так унизительно».

27. Каким образом вы пытались избавиться от запаха от себя в своём доме?

«Я брызгал себя одеколоном и пользовался спреем для дыхания. Открывал окна и использовал освежители воздуха».

«Спреи, открытые окна, благовония, но всё равно воняло».

«Я не утруждался. Дом просто пропитался дымом».

«Я открывала окна и постоянно мыла и чистила».

28. **Вы когда-нибудь считали себя «хуже других» из-за того, что не могли перестать употреблять никотин?**

Да, даже очень. Я думаю, это как раз и было то чувство, от которого я хотела избавиться больше всего, и которое стало причиной, того, что я решила бросить.

Я всегда думал о себе, что я «хуже других», потому что я курю и точка. Я всегда мог бросить и делал это 50-60 раз, но я всегда начинал опять, и так как это было чем-то нездоровым, я был «хуже других».

«Когда я был молодым, я думал, что курение делает меня «лучше других», потом реальность возраста стала стучать по голове, пока я не почувствовал себя как тупой среди умных».

29. **Употребляя табак, могли ли вы представить себе жизнь и Вашу обычную деятельность без никотина?**

«Было немыслимо сделать телефонный звонок, не взяв предварительно сигарету, зажигалку и не поставив пепельницу рядом с телефоном. Затем я закуривала ... и набирала номер».

«Нет. Жизнь, любую рутинную деятельность невозможно было представить без никотина. Против всего мира был я и мой табак для того, чтобы прожить этот день».

«НЕТ! Одной из причин поесть была эта желанная послеобеденная сигарета».

«Как только я пытался это представить, тяга сразу же выбивала из меня эти мысли».

30. **Вы считали себя зависимым человеком, когда употребляли табак?**

«Нет, я просто считал это дурной привычкой».

«Я не знал, что я подсел, пока не попробовал никотиновую жевательную резинку и осознал, что у меня физическая зависимость от никотина».

«Даже несмотря на то, что я оставался трезвым два года в другом содружестве, когда я бросил курить, я никогда не связывал курение с зависимостью, не этими словами, пока я не пришёл в Анонимные Никотинозависимые».

«Я просто шутил, что я «никотиновый демон», как будто быть им было очень круто».

31. Вас беспокоила иррациональность вашего поведения?

«Я никогда не считал своё поведение неразумным, даже хотя знал, что сигареты вредят мне. Я не был «неразумным», просто курение было чем-то, что я делал.

«Я бы не употреблял тогда это слово. Я смотрел на это, как на дурную привычку, что-то, что я когда-нибудь прекращу «в один прекрасный день».

«В основном я отсекал мысли об этом до того, как пришёл в Анонимные Никотинозависимые. НикА разрушило моё курение».

«Конечно, меня беспокоила иррациональность моего поведения. Курение убивает. Я не хотел себя убивать. Но я был и остаюсь зависимым».

«Конечно, и я использовал оправдания, чтобы «лечить» дискомфорт, который я испытывал».

«Да. Я не понимал этого или не желал пытаться понять».

32. Вы испытывали вину из-за употребления табака?

«Я часто чувствовал себя виноватым за курение после того, как в первый раз пытался бросить и сорвался. Почти каждая сигарета после этого была «пропитана» виной. До этого я думал, что курить — хорошо и удивлялся, почему некоторые люди жалуются».

«Да, особенно когда моя дочь сказала, что она боится, что я умру».

«В конце люди время от времени жаловались, что я курю. Я это ненавидела, но знала, что они правы. Я не признавалась, что они правы, но в глубине души я чувствовала себя виноватой».

33. *Вы чувствовали себя менее привлекательными из-за употребления табака?*

«Изначально я чувствовала себя «крутой», потому что я курила, но, в конце концов, поняла, что это выглядит глупо и непривлекательно».

«Последние несколько лет моего курения это уже не казалось чем-то изысканным. Я уже не хотел быть «таким» человеком».

«Чувствовала и выглядела непривлекательно, с морщинами вокруг рта, и мои дети говорили мне, как плохо от меня пахнет».

«Только когда жевал табак в присутствии женщин, но я всё равно это делал».

34. *Вы портили одежду, бельё или мебель, прожигая или пачкая пеплом?*

«Я прожгла всё: сиденья машины, одежду, мебель, ковры, бельё, чужие вещи и даже других людей».

«Вы назовите, ничего не осталось нетронутым. Одним из худших оказался прожженный след на дорогом пианино моего соседа, который нельзя было отреставрировать».

«Время от времени я опрокидывал содержимое плевательницы для жевательного табака на себя и на важные вещи, такие как: деловые бумаги, книги, ковры, сиденья машины и даже на других людей. Пока ты этого не сделал, ты просто не знаешь, как отвратительно это чистить».

35. *Вы начали чувствовать себя источником загрязнений? Стало ли вас беспокоить стряхивание пепла с сигарет или плевание?*

«На самом деле я никогда не чувствовал себя источником загрязнений, и стряхивание пепла не беспокоило меня, потому что он такой маленький. Я сейчас вижу, что я не только загрязнял людям воздух, но мои окурки также портили пейзаж и даже, возможно, могли быть причиной пожаров».

«Я не думал о плевках до того, как захотел бросить, потом это стало беспокоить, и я стал чаще сглатывать».

36. Вас волновала стоимость употребления табака? вы думали о том, сколько долларов в год вы тратите на табак?

«Меня не волновала стоимость курения до последнего срыва. Вплоть до того времени сигареты были приоритетнее, чем деньги».

«Никогда по-настоящему не думал о конечной стоимости. Смутно я понимал, что это дорого. После своего первого собрания в НикА я вычислил: $1 100 в год и $23 000 с тех пор, как я начал курить. Первый взнос за дом, который я всегда хотел».

«Меня раздражал «налог на роскошь», но я и любил курение, как «роскошь».

«Я об этом не думал более, чем о стоимости одной покупки, конечно не за год или жизнь».

«Никогда. Зависимость всегда жила в абсолютной роскоши, за счёт чего угодно».

37. У вас были проблемы со здоровьем, связанные с употреблением никотина?

«Выдыхался, ужасный язык».

«Никотин воздействовал на моё кровообращение».

«Болезнь сердца, образовавшийся в артерии тромб».

«Из-за эмфиземы я должен был ходить везде с баллоном воздуха».

«Необходима была операция на почки, но доктор не хотел её делать, пока я не брошу курить. Я боролся с этим, и в то время, которое мне потребовалось, чтобы бросить, мне было страшно каждый день. Такой кошмар».

«Мой зубной врач сказал, что испорченные зубы и болезнь дёсен были вызваны употреблением табака. Мне стоило состояния, чтобы это лечить».

«Два слова, которые страшно слышать: Рак лёгких».

«Я не осознавала этого, пока не освободилась, но скорее всего у меня была аллергия, потому что постоянные головные боли прекратились, как только я перестала курить».

«Трудности с дыханием даже после лёгких упражнений. Постоянный кашель».

«Морщины, хриплый голос, жёлтые пальцы с лаком для ногтей — мило».

«Боль в груди, плохое кровообращение, боль в плече, усталость в руках и ногах, головная боль, першение во рту».

«Кашель, даже с кровью. Отсутствие энергии, только нервная энергия».

«Иногда это вызывало астматические приступы. Это пример безумия».

38. **Кроме здоровья, каковы наихудшие последствия вашего употребления никотина?**

«Те 20 лет я не жил полноценной жизнью. Не знал своего потенциала до среднего возраста».

«Жила в постоянном страхе. В ожидании рака лёгких или сердечного приступа».

«То, что мои дети последовали моему примеру. Сожаление, которое никогда не облегчить».

«Психологически. Я чувствовал себя ещё хуже. Я чувствовал, что никогда не смогу делать то, что хочу. Особенно что касается писательства и поиска пары».

«Никотин убивал мой дух. Он забирал радость и жизнь из моего тела. Выбивал из колеи. Умерщвлял все чувства приключений и свежести и удивления. Ограничивал мою способность любить».

39. *Было ли вам неудобно общаться с некурящими людьми?*

«Я всегда притворялся, что это не проблема—быть рядом с некурящими, но на самом деле это сидело настоящей «костью в горле». Мне нужно было выходить на воздух, прерывать беседу, видеть, как они отмахиваются от дыма, кашляют, стараются уйти. Это была их работа, но моё смущение. Также, когда я жил со своими сёстрами течение двух лет (обе не курят), я должен был курить на переднем или заднем крыльце в любую погоду.

«Да, я чувствовала, что они осуждают меня и смотрят на меня сверху вниз».

«Я был готов защищаться от комментариев, но на самом деле, завидовал им».

«Мне было всё равно. Я делал, что хотел. Каждому своё».

40. *Как ваше курение или жевание табака влияло на тех, кто с вам и общался?*

«Моя семья это ненавидела. Мой партнёр жаловался, что это мешает нашей близости».

«Я думаю, что люди, которые меня знали и любили, мирились с этим и принимали. Но многие были очень этим шокированы. Я должна сказать, было что-то, что мне нравилось в том, что меня ассоциировали с грубостью».

«Это расстраивало моих детей. Я сейчас знаю, что моё курение, возможно, вызывало их многочисленные ушные инфекции и синуситы. Я только могу надеяться, что это не будет ущербом на долгое время, но, возможно, я увеличила риск их будущих болезней».

41. *У вас были конфликты с другими людьми, как результат вашего курения или жевания табака? Если да, опишите случай.*

«Когда я была замужем, мой муж не разрешал мне курить в доме. Конечно, я всё равно курила, когда думала, что мне это сойдёт с рук. Он отчитывал меня, как ребёнка. Однажды он сказал что-то типа: «Ты предпочтёшь курить, чем со мной». Я знала, что он прав, и что мне нечего было на это ответить. Я хотела, чтобы это было по-другому, но не могла это контролировать».

«Да, запах от курения трубки был неприятен для других».

«Мои дети всегда возмущались и даже злились на меня. Я не знала, как объяснить своё поведение. Слишком часто я злилась в ответ, хотя знала, что они правы».

«У меня было отношение зависимого человека, эгоистичное. Я занимал оборонительную позицию и был агрессивным. «Не вставайте на пути между мной и моими потребностями» — было моим девизом».

42. *Как на вас действовали правила для курящих?*

«Я старался держаться подальше от мест, где нельзя было курить, даже если там происходило что-то, что мне хотелось бы увидеть. Я мог продержаться час без сигареты, и так иногда набирался смелости на короткое событие на вражеской территории».

«Я помню, как меня взбесило это, когда запретили курить в кинотеатрах».

«Меня это беспокоило, но не заставило остановиться. Если что-то помогало мне нарушить их правила, я пользовался этим, как оправданием, чтобы курить ещё больше».

«Я обычно избегала ограничительных зон, пока можно было курить в ресторанах и барах. Потом я либо выходила на улицу с «тоской притеснённого большинства», либо терпела неудобство. Этот закон подтолкнул меня в НикА, чтобы бросить курить».

43. *Вели ли вы себя вызывающе по отношению к человеку, правилу или пропаганде, которая призывала вас бросить?*

«Вызывающий» было моим вторым именем. У меня всегда были проблемы с властями».

«Даже хотя я знал, что это незаконно, я курил в зонах для некурящих, выбрасывал горящие окурки из окна своей машины, ронял смятые пачки на землю. Для себя я был бунтарём, для других, возможно, кретином».

«Я заставлял жену тревожиться и отчаиваться, особенно после того, как мой врач сообщил мне, что у меня серьёзные проблемы с лёгкими. Но я всё равно не остановился».

«Я курил в одиночестве. Я не хотел, чтобы люди видели во мне курильщика».

«Нет, я приветствовал это. Я давно хотел бросить. Общественное давление просто усиливало моё растущее желание бросить».

«Иногда я глотал табачную жидкость, но чаще я просто сплёвывал куда угодно и когда угодно».

44. ***На вас как-то воздействовали предупреждения Министерства Здравоохранения?***

«Предупреждения Министерства Здравоохранения полностью игнорировались, просто очередная надпись на пачке, которую я не читал».

«Да, это заставляло меня думать, что я должен бросить *когда-нибудь* в будущем. С этим так называемым «планом» мне верилось, что я не полный идиот».

«Меня не останавливало это от курения много лет. Однако добавляло чувство вины».

«Да, я смеялся. Я гордился тем, что я «закоренелый» курильщик. Как глупо».

«Это всегда беспокоило немного, потом больше, когда никотиновую зависимость сравнивали с героиновой. Это послужило одним из факторов, почему я бросил».

45. ***Как вы старались контролировать своё употребление табака?***

«Считая сигареты, глядя на часы, решая, когда я буду курить и на сколько времени хватит пачки. Покупая по одной пачке, а не по блоку, говоря себе, что эта пачка будет последней».

«Ставя цели, ограничения, т.д., но это не работало».

«В конце концов, я не курил в доме или в машине, или при детях и, казалось, я контролирую. Но затем, слишком часто я выбирал курить, чем провести время с моими детьми. Контроль? Это не поддавалось контролю».

II. Что произошло?

46. **Что заставило вас осознать, что «СЕЙЧАС» время остановиться? Была ли какая-то особенная ситуация, человек или место, соотносящееся с тем, чтобы вы что-то сделали со своей никотиновой зависимостью?**

«Нет, это угнетало меня на протяжении многих лет. Я просто не могла больше переносить чувство вины».

«Многие мои друзья бросили курить. Некоторые из них были настолько же зависимы, насколько я. Я чувствовал, что если они могли найти способ бросить, то я тоже смогу».

«Моя 10-летняя дочь видела, как я исхожу кашлем, и плакала».

«Интубация—я находился на системе поддержания жизнедеятельности».

«Многое в моей жизни указывало на то, чтобы бросить».

«Я осознал, что всё время говорю: я брошу, когда мне исполнится 30, я брошу, когда что-то завершу, брошу, когда смогу расслабиться, когда стану более организованным. Я всегда оттягивал это до какого-то момента в неопределённом будущем. В конце концов, я принял, что это будущее наступило, жизнь смотрела мне в лицо».

«Чувство вины стало слишком большим, чтобы я могла с ним справляться. Я люблю свою жизнь. Я хочу её жить. Моя тётя умерла от эмфиземы. Дядя проходит лечение рака лёгких. Другой дядя умер от сердечного приступа. Ещё у одной родственницы шунтирование в шее из-за закупорки артерий, непосредственная причина которой—курение». Они все были курильщиками. Они с обеих сторон моей семьи. Я не становлюсь моложе. Я не хочу закончить, как они».

«Я был болен в очередной раз и знал, что моё здоровье каким-то образом могло бы улучшиться, если бы я бросил курить».

«Я выздоравливал по другой Двенадцатишаговой программе и хотел быть абсолютно здоровым».

«Я услышала об НикА и решила, что это «знак» к тому, что время пришло».

47. *Опишите «достижение дна», как вы его испытали.*

«Курил, даже когда не хотел курить. Замечал, что подкуривал две сигареты одновременно».

«Очень частые госпитализации до и после попыток бросить».

«Всё ещё застревал в своих эмоциях, а сигареты больше не помогали».

«Когда я курил табак со скидкой из самых дешёвых магазинов».

«Мне не обязательно было достигать дна, но я видел, что оно приближалось».

«У меня уже закончились все оправдания, и я знала, что это всё равно было ложью».

«У меня не было сомнений, что мне необходимо бросать, и в то же время я понимала, что не могу это сделать одна. Я помню, как сказала на своём первом собрании: «Я не хочу больше употреблять никотин, но не могу остановиться. Я это не могу контролировать. Я в ужасе от того, что после этого собрания я приду домой и снова буду употреблять. Я не знаю, что мне делать». Это было в первый раз, когда я произнесла это вслух, и я заплакала».

«Зубной врач сказал мне о белых предраковых язвах во рту».

48. *Повлияло ли на ваше решение остановиться чувство нечестности с самим собой?*

«Я устал врать себе и другим о том, что бросил, когда на самом деле не бросил».

«В конечном итоге я знал, что я сам себя надуваю».

«Нет. Я знал, что табак убивает, и я знал, что я буду зависимым до самой смерти».

49. *Сколько раз вы пытались бросить? Сколько времени вы продержались каждый раз?*

«Четыре раза за 20 лет. Максимум была одна неделя».

«Около 300 раз. Минимум был один час. Максимум — 11 месяцев».

«Бросал «1000 раз» — иногда только на несколько часов, затем дни или даже недели. Бросил навсегда 21 января 1984 года, когда мне первый раз поставили трубку (сейчас я на кислороде)».

«В течение последних нескольких лет я старалась каждый раз, просыпаясь утром. Я просыпалась и клялась себе, но всегда, после этой первой чашки кофе, я опять терпела неудачу».

«Я не пытался всерьёз бросить. Просто я думал, что не смогу, и не хотел сталкиваться с неудачей. Мне уже было достаточно плохо из-за того, что я курил. Безумие»!

50. *Сколько времени у вас продолжалось острое физическое состояние отказа от никотина?*

«Острая абстиненция у меня длилась три-четыре дня каждый раз, когда я бросала. Когда я бросила последний раз с помощью НикА и Бога, у меня абсолютно не было острых физических симптомов, совсем никаких. Подарок от Бога».

«Около недели, но это было не так уж сложно. Ожидание было куда хуже».

«Первая неделя или две не были особенно жестокими. Освобождение от чувства вины было такой наградой, что я едва ли замечал состояние абстиненции. Однако, спустя месяц чистоты, когда мне пришлось столкнуться с критическими сроками сдачи работы и долгими часами перед компьютером, т.е. с тем, когда раньше я курил больше всего, я всё же почувствовал себя несчастным. Хотелось не столько курить, сколько сбежать от своей работы, потому что курение и работа были одной командой».

«Месяц. Было жёстко, но за то мне никогда не захочется пройти через это ещё раз».

«Когда как. Некоторые дни были действительно тяжёлыми, другие давались легко. Две-три недели».

51. *Сколько времени у вас продолжалось эмоциональное «похмелье»?*

«Эмоциональные аспекты абстиненции длились около 3-х недель, и периодически мне приходила мысль о курении и «настоящее желание» сигареты. Я научилась быть честной и говорить себе: «Я хочу сигарету», потому что это то, что происходит у меня в голове. Сегодня мне достаточно проговорить это вместо того, чтобы осуществлять на деле».

«Около четырёх тяжёлых месяцев; чувствовал себя потерянным, пока у меня не появился наставник».

«Периодически я ощущал будто я чего-то лишился и почва уходит из-под ног. Но эти чувства то приходили, то уходили, словно облака проплывают мимо. Сейчас остались только воспоминания о закуривании, которые порой всплывают, но пока я хожу на собрания, я помню, чего достиг».

52. *Какие ещё методы или организации вы использовали, чтобы постараться бросить курить/жевать табак, перед тем, как пришли в Анонимные Никотинозависимые?*

«Я пробовал резкий отказ, программу прекращения, гипноз три раза».

«Программа прекращения, гипнотизёр, доктора, психотерапевты, священники, книги».

«Гипноз, акупунктура, никотиновая жевательная резинка, пластыри, организация здравоохранения».

«Я всё испробовал, даже платил деньги за то, чтобы сидеть в пирамиде».

«Я не верил, что у меня получится, поэтому никогда ничего не пробовал».

53. Как вы узнали об Анонимных Никотинозависимых?

«Мой друг, который ходил в Анонимные Никотинозависимые, рассказал мне о них».

«Я увидел флайер на доске объявлений».

«Я искал в интернете. Список групп показал мне, куда идти».

«В газете, в разделе самопомощи».

«Один парень на группе в другом сообществе рассказал мне о НикА, и моим первым суждением было то, что идея программы Двенадцати шагов распространяется слишком далеко. К счастью для меня, это не было моим окончательным суждением, и я присоединился к НикА».

54. Думали ли вы, что вам уже надо перестать употреблять никотин, чтобы прийти на первое собрание Анонимных Никотинозависимых?

«Мне никогда не приходило в голову, что люди должны бросить курить перед посещением собрания».

«Да. Я не мог прийти на группу АА, пока пил».

«Я так предполагала, но почувствовала облегчение, узнав, что это не так; иначе я бы туда никогда не попала».

«Нет, потому что во флайере было сказано: «Всё, что вам нужно принести с собой—это желание прекратить употреблять никотин». Итак, я знал, что меня примут, и я был принят радушно».

55. Когда вы впервые пришли в Анонимные Никотинозависимые, думали ли вы, что можете бросить?

«Когда я пришёл в Анонимные Никотинозависимые, я знал, что могу бросить. Я это делал много раз. Моим большим опасением было, могу ли я не начинать снова».

«Я не знала, что думать или как бросить. Я просто была в отчаянии».

«Возможно, но я знал о том, что меня поведёт Высшая Сила, шаг за шагом».

56. Каким было первое впечатление от Анонимных Никотинозависимых»?

«Я почувствовал, что являюсь их частью. Мы с членами НикА разделяем общую зависимость. Они понимают мою борьбу, я понимаю их. Я на 100% туда вписываюсь».

«Полюбила их самого первого собрания».

«Глупо, конечно, но если честно, то я не хотела идти на следующее собрание. Рада, что пошла».

«Это как моя другая программа по Двенадцати шагам. Возможно, она работает».

«Заботливая, комфортная группа».

«Мне всегда нравились эти люди. Я сразу почувствовал, что это мой последний шанс — если бы я не смог бросить здесь, с этими людьми, я бы никогда не бросил».

57. Являетесь ли вы членом ещё одной программы по Двенадцати Шагам? Если да, находите ли вы, что вам необходимо отдельно работать в Анонимных Никотинозависимых?

«Да. Я считаю обе программы, как одну большую часть моего выздоровления. Если я сделал Третий Шаг в первой программе, я не делаю его опять в другой программе. Я уже «принял решение». В Анонимных Никотинозависимых я сделал Шаги с Четвёртого по Седьмой».

«Да, но в других программах я не получаю поддержку, которая мне нужна в вопросах никотина, и для меня в Анонимных Никотинозависимых выше уровень честности».

«Нет, НикА — это моё первое приобщение к программе Двенадцати Шагов».

«Да, я принадлежу и к другим сообществам, но я нахожу, что отдельное участие в Анонимных Никотинозависимых обязательно для меня. Иначе я могу «забыть», как не курить».

«Я участвую в разных сообществах: кроме Анонимных Никотинозависимых, где я состою из-за пристрастия к никотину, я также состою в другом сообществе, посвящённом решению проблем в отношениях. Разные проблемы разрешаются по-отдельности».

58. *Находите ли вы, что выздоровление в ещё одной программе было сопряжено с прекращением употребления никотина?*

«После нескольких месяцев в другой программе я понял, что я не могу полностью восстановить своё здравомыслие, пока я всё ещё курю по целой пачке в день».

«Да. Когда я срывался по алкоголю, я срывался и по табаку. Когда я окончательно бросил пить, я бросил и курить».

«Нет. У меня уже было 12 лет в АА, когда мне хватило мужества попробовать НикА».

«Мне понадобилось некоторое время походить в другую программу по Двенадцати Шагам, чтобы увидеть своё неконтролируемое поведение, поэтому я знал, что НикА мне поможет».

«Да. Я уже был в другой программе по Двенадцати Шагам три месяца и знал, что, если я действительно хочу стать здоровым, мне необходимо также бросить никотин».

59. Вы срывались после прихода в Анонимные Никотинозависимые? Если да, чему вы научились?

«Да. Я узнал, что мне нужно просить помощи у Бога и использовать программу, как поддержку. Это был хороший урок».

«Да, и это научило меня, что мне нужно ждать, когда произойдёт чудо, Бог знает время, а не я. Моё дело — работать по шагам и перестать об этом думать».

«Срыв начался в моей голове задолго до того, как я взял тот окурок себе в рот. Собрания являются моим лечением, и сейчас я продолжаю там появляться».

«С тех пор, как я бросил, я не срывался. Служение помогает мне сосредоточиться на программе, а не думать о никотине. Я верю в наши Обещания, и это работает, если я работаю».

«Я продолжала приходить на собрания. Его члены — это единственные люди, кто понял без критики, поэтому я сразу «села в тот же поезд».

«Я не ходил месяцы, мне было стыдно, но я, в конце концов, понял, что моя гордость и никотин убьют меня, и я вернулся, и был тепло принят».

60. Когда вы бросили употреблять никотин, провоцировали ли вас какие-то события или чувства снова начать его употреблять?

«Когда я потратила $80 на гипноз второй раз, мой муж сказал мне: «Ты такая капризная, почему бы тебе просто не продолжить курить»? Ну, я и продолжила».

«Когда я сорвался, я пользовался любым оправданием, которое мог придумать. Последний срыв был из-за сексуальных проблем с моей подругой. До этого это был мой лишний вес. Любые оправдания от разрыва каких-либо отношений до «просто потому, что мне хочется».

«Огорчения и ложное убеждение, что я могу это контролировать».

«Сильный стресс; ситуации, которые заставляют меня испытывать глубокие чувства».

«Я думал, что поскольку я уже бросил, я могу покурить только одну. Заблуждение!»

«Я бросил употреблять запрещённые наркотики, и затем подумал—я ведь могу употреблять никотин опять, это легально».

«Пустота. Я не мог переносить внутреннюю пустоту. Я заполнял пустоту никотином. А когда я этого не делал, то пустота заполняла меня».

61. *Какова была ваша эмоциональная реакция, когда ваша попытка бросить сорвалась?*

«Я ненавидел себя».

«Каждый раз, когда я срывался, я чувствовал нарастающее чувство стыда, низкой самооценки, вины за тот ущерб, который наносится повторным курением, но, более всего, тихий, отчаянный, безнадёжный страх, что я умру медленной болезненной смертью от курения, и неважно, что я хотел делать, это будет так, и я никогда не смогу бросить».

«Крушение надежд, злость, отвращение к самому себе, смешанное с облегчением—постоянный конфликт».

«Вина. Чувство поражения. Бессилие перед зависимостью».

«Глубокая депрессия и страх, граничащий с самоубийством».

«Шок, страх».

«Первые разы—разочарование. Когда я провалился последний раз, я плакал, испытывал отчаяние».

«Когда я оставался один, я чувствовал себя безнадёжно, но знал, что с помощью надежда есть».

«Я чувствовал, что я буквально, физически могу умереть».

«Я боялся, что не могу бросить, и что просто буду срываться».

«Это без сомнения было самое страшное, с чем я когда-либо сталкивался».

62. *Были ли у вас проблемы с принятием концепции бессилия? Какие события помогли вам понять, что это означает?*

«Когда я пришёл в Анонимные Никотинозависимые, я знал, что безнадёжно зависим от никотина. К ним обратился бессильный и неконтролирующий себя человек, но у меня заняло 23 года боли и тщетных попыток бросить, пока я не начал искать помощи у Анонимных Никотинозависимых (даже несмотря на то, что я уже знал, что Двенадцать Шагов работают в моей жизни)».

«Я думаю, я был немного самоуверен, когда я впервые пришёл в Анонимные Никотинозависимые. Только когда я сорвался, я на самом деле столкнулся лицом к лицу со своим бессилием. Я просил Бога о помощи, и я получил эту помощь, но это было непросто некоторое время после срыва».

«Я знала, что я бессильна, по тому факту, что знала, что сигареты вредны, но, несмотря на это продолжала курить».

«Сначала я был в замешательстве, потому что искал в себе силу, чтобы бросить. После месяцев собраний, пытаясь контролировать своё курение, я, в конце концов, признал, что у меня самого недостаточно силы, чтобы контролировать воздействие на себя никотина. Тогда я понял, что мне надо по-настоящему присоединиться к группе».

63. *Сколько прошло времени, пока вы поняли для себя смысл Двенадцати Шагов?*

«Я только сейчас, когда пишу это, понимаю, как применять Шаги к никотину. Вопросник показывает мне моё бессилие, а также служит для инвентаризации».

«Это заняло пару недель и много чтения. Это постоянно продолжающийся процесс».

«Они всё это время имели смысл. Они были системой поддержки, которая была мне необходима, чтобы воздерживаться».

«Некоторое время—это всё было таким новым и непонятным, но я просто поверил, что так много людей нашли выздоровление, используя их—я держал ум открытым».

«Я была «ошеломлена и смущена» на месяцы, пока у меня не появилась наставница, которая проводила время, обсуждая их со мной».

64. **Были ли вы удивлены, узнав, что Анонимные Никотинозависимые являются духовной программой, а не программой прекращения курения?**

«Нет. Для меня это показалось совершенно понятным. Я была рада, что это духовная программа, а не просто программа прекращение курения. И даже несмотря на то, что она была для меня чем-то новым, я приветствовала перемены. Моя жизнь не работала. Мне нужна была духовная программа».

«Да. Я не вполне был уверен сначала, что с этим делать».

«Слово «Бог» удивляло и беспокоило меня, пока мне не сказали, что это то, как я это понимаю, и никто не пытался «обратить» меня в религию».

65. **Как вы изначально отнеслись к концепции «Высшей Силы»? Изменилось ли ваше отношение?**

«У меня было детское представление о Боге, которое работало для меня. Но в течение последних нескольких лет я практиковала Одиннадцатый Шаг, как важную часть своей повседневной жизни. Я следовала различным типам медитаций и духовных путей. Это очень личные отношения с силой, которая всегда доступна для меня, если я просто хожу в сообщество. Это продолжающийся замечательный опыт, которого я не хотела бы лишиться из-за чего бы то ни было».

«Высшая Сила, которую я называю Богом, это моё представление о всеобщей жизненной силе, которая везде и во всём. Единственное изменение было в том, что раньше я не мог сказать «Бог», а сейчас мне всё равно, и я могу сказать «Бог».

«У меня были проблемы с концепцией Высшей Силы. Я не верю в Бога, как верят многие люди. Я верю в какую-то силу. Я верю в высшую часть себя. Это самое большое, на что я способен».

«Через метафизику».

«Я отношусь к силе группы, как к своей Высшей Силе».

«У меня была Высшая Сила из другой программы, которую я сразу назначил ответственной с самого начала в Анонимных Никотинозависимых».

«Я был религиозным человеком в течение 42 лет, и это не изменилось».

«Я никогда не хотела состоять в религиозном клубе. Моим вдохновением и духовным руководителем всегда была Природа. Забота группы и красота Природы—это то, что даёт мне божественный опыт, который позволяет преодолеть мою зависимость».

«Я всегда думала о ней, как о Боге. В моей жизни много лет не было Бога и духовной силы. То, что я подошла к черте, когда смогла сказать: «Я не могу больше делать это одна», и было началом возвращения Бога в мою жизнь».

«Я понимаю свою Высшую Силу как Высшую цель, которая призывает меня действовать за пределами моих себялюбивых мотивов, о которых говорится в молитве Третьего Шага. Служение является способом выполнения этой задачи и соединяет меня с этой Силой и её Душевным покоем».

66. У вас есть наставник? Являетесь ли вы чьим-то наставником?

«Пока нет, но у меня есть мои товарищи по НикА, и мы друг друга поддерживаем».

«В качестве наставников я использую людей в программе».

«Да, у меня появился наставник после второго собрания».

«У меня заняло некоторое время, чтобы набраться смелости и кого-то попросить, но мой спонсор очень мне помог. Сейчас я возвращаю долг, помогая новичку».

67. *Что заставляло вас продолжать ходить в Анонимные Никотинозависимые?*

«Я продолжал ходить в Анонимные Никотинозависимые, потому что я знал, что являюсь абсолютно беспомощным зависимым, и у меня была вера в то, что если программа Двенадцати Шагов помогает многим людям с зависимостями, то она может помочь и мне».

«Эмоциональная поддержка, которую мы все друг другу оказывали. Возможность быть свободной заставляла меня возвращаться. Я никогда не сомневалась, что это будет работать».

«Я причастен. У других людей там такая же зависимость, как у меня. Я чувствую, что эта поддержка бесценна, и работа по Двенадцати Шагам—это единственное решение для меня».

«Видеть то, что у других это получается. Ничто другое не работало для меня».

«Люди! Отчаяние, обязательство перед группой».

«Поддержка и не осуждение по поводу срывов. «Деликатная» программа, которая мне была необходима».

III. Какие вы сейчас?

68. *Испытываете ли вы всё ещё влечение к никотину?*

«Редко. Но мне всё ещё снятся сны, в которых я хочу сигарету или даже курю. Я просыпаюсь очень обеспокоенной, и так я знаю, что я совсем не хочу возвращаться назад».

«Нет, тяги нет, но время от времени, если я нахожусь в особо стрессовой ситуации и вижу, как кто-нибудь закуривает, я думаю, о, это было бы хорошо иметь возможность убежать от себя на мгновение. Потом я говорю: «Слава Богу, мне это не обязательно».

«Я не столько испытываю влечение к никотину, сколько чувствую себя лишённым своего «компаньона».

«Да, но редко. Это бывает неожиданно, но обычно связано с желанием уйти от действительности или переполняющим чувством».

«С тех пор, как прошли первые недели воздержания, больше нет. Тогда временами у меня возникало «желание». Но я сейчас понимаю, что это «воспоминания» из-за всего того засорения мозгов, которым я страдала. Я не могу их стереть, но я и не должна их слушаться».

«Я не жажду его, но чувствую себя небезопасно, когда работаю, потому что у меня нет сигарет. И всё же я не жажду никотина для решения проблемы».

«Я полностью утратила навязчивую мысль всасывать токсичные газы в своё тело».

«Сначала в течение дня у меня много раз появлялось желание, но потом всё меньше и меньше. Сейчас у меня временами возникают «мысли» покурить, но я не испытываю тягу к никотину. Иногда мне не хватает этого ощущения, но я напоминаю себе, что я совсем не скучаю по всему тому ужасу, который это ощущение сопровождает, и так я сосредотачиваюсь на том, чего достиг».

69. Замечаете ли вы, что вам больше хочется есть?

«Я ела много орехов и шоколада, но переключилась на жевательную резинку без сахара».

«Да, мне в большей степени открылась еда, и мне надо с этим справляться. Это задача. Я также не выпускаю изо рта зубочистки».

«О, да, а также что-нибудь жевать. Один наш брат рассказал мне о лакричном корне. Я грызу палочки, и это помогает облегчить эту потребность».

«Да, но я полностью принимаю, что сигарета—это не вариант».

70. Как группы помогают вам оставаться свободным от никотина?

«Собрания групп—это еженедельные напоминания о том, что я такой же, как и другие члены, бессильный перед никотином, и могу сорваться без постоянной бдительности и поддержки. Я также должен встречаться с новичками и помогать им».

«Когда я слушаю, что новички жалуются, как им плохо, это напоминает мне о том, как это было со мной. Это также даёт мне возможность поделиться своим опытом, силами и надеждой, а также тем, что сейчас происходит в моей жизни».

«Поддержка имеет самое большое значение, знать, что ты не один в этой битве, вдохновленный теми, кто пришёл перед тобой, получая «подсказки», которые помогают тебе преодолеть трудности, и иметь возможность делить и агонию, и радость с другими, теми, кто понимает».

«Воздействие товарища / поддержка группы. Напоминания о том, как это было».

«Знание того, что у них получается, заставляет меня продолжать».

«Когда я говорю на группе, это укрепляет меня, что является очень необходимой поддержкой для достижения цели».

«Благодаря группам я разговариваю и нахожусь с людьми, которые разделяют некоторые мои проблемы. Они дают мне возможность выразить доброту и любовь. Они дают мне возможность получить доброту и любовь от других людей».

«Мои усилия по посещению групп упражняет и усиливает мою ответственность. Если я стану ленивым, я могу сорваться. Каждое собрание—это как глоток свежего воздуха».

71. *Что вы узнали на собраниях о жизни без никотина?*

«Я узнал, что сильное желание никотина пройдёт независимо от того, покурил я или нет. Это лучшая новость, которую я когда-либо слышал!

Из этого я понял значение выражения «И это пройдёт» применительно ко мне лично, чего у меня не было до сих пор».

«Я могу жить без никотина день за днём. Когда я говорю о влечении или одержимости и когда я честна в этом, это забирает силу из влечения и одержимости, и мне не надо употреблять».

«Что я могу жить счастливо свободным от никотина, даже в благодарном восторге».

«Можно делать очень мощные вещи при помощи группы людей, которые верят в то, что делают».

«Быть более принимающим, помогающим, открытым для других».

«Я научилась брать на себя ответственность для своего собственного душеного покоя и счастья».

«Когда-то я думал, что остановится невозможно. Сейчас я знаю, что это был страх, а не факт. Перемена моего поведения может быть трудной задачей, но я больше не отбрасываю это, как «невозможное». Я прошу помощи и духовного руководства».

«Я более нормален, чем когда-либо думал. Это дало мне одновременно смирение и мужество».

72. **Какие новые эмоции всплыли на поверхность? Каким инструментом или посланием Анонимных Никотинозависимых вы пользуетесь, чтобы справляться с этими новыми эмоциями?**

«У меня столько злости, о которой я раньше не знал. Главный способ справляться с этой злостью—это делиться на собраниях и учиться у своего спонсора новым навыкам, чтобы поступать с этим надлежащим образом».

«В начале у меня было много гнева, так же как чувства одиночества, горя, страха. Я звоню по телефону другим людям в программе. Иногда я звоню новичкам, и это очень быстро даёт мне почувствовать благодарность! Также я помню, что чувства проходят, и что я делаю то, что должен делать сегодня, несмотря на то, что я чувствую. Иногда я просто говорю: «Ладно, сегодня я угнетён, но это ничего. Это не так важно». Тогда как в прошлом, если мне было плохо, я бы вынашивал эту депрессию, и на самом деле впал бы в неё. Я больше этим не занимаюсь».

«Повторение фразы «и это пройдёт» помогает мне справляться со своим беспокойством».

«Молитва о Душевном Покое сохраняла моё здравомыслие бесчисленные разы, когда я её произносила. Мои чувства более управляемы с мудростью этой перспективы».

«Я использую наши девизы «Выбирай Веру против Страха» и «Иметь дело с чувствами», потому что мои срывы показали мне, что я должен «Смотреть под ноги и следить за Шагами».

«Если я скучаю по своему старому другу никотину, я звоню по кому-то из телефонного списка, и мы разговариваем об этом».

«Когда меня переполняют чувства, я беру паузу и вспоминаю, что я «Благодарен за Милость», и я успокаиваюсь и помню, что надо решать проблемы по мере их поступления».

«Я молюсь, говорю с людьми, практикую «Тише едешь, дальше будешь». Это работает для меня».

73. **Представляют ли эти чувства опасность для вашего продолжительного воздержания? Какие из них?**

«Я не думаю, что когда-либо чувствую непосредственно опасность курения. Но мои наиболее разрушительные чувства — это страх несоответствия и финансового разорения. «Будущее» — слово, которое пугает меня. Это то, с чем мне надо быть осторожным. Я по-настоящему бдителен в своей программе, когда дело касается этих вещей, но мне никогда не приходит мысль, что курение мне поможет».

«Они все представляют опасность».

«Нет, я учусь проживать чувства и справляться с ними».

«Нет, ничто из того, что я проживаю, не заставляет меня хотеть употреблять никотин. Никотин представляет собой яд и смерть. Я учусь новому способу справляться со своими тревогами и гневом».

«Я чувствую себя хуже, набрав вес».

74. **Испытываете ли вы больше гнева, чем, когда употребляли никотин? Если да, то как вы с ним справляетесь?**

«Сначала я испытывал больше гнева, потому что очень долго я его подавлял. Сейчас я чувствую, что я меньше злюсь, и использую Шаги,

чтобы определить, моя ли это вина, или мой гнев справедлив. Если он справедлив, я стараюсь выразить его конструктивно человеку, на которого я зол. Иногда это невозможно, и тогда я проговариваю это с моими друзьями, чтобы избавиться от злости».

«Да. Я испытываю трудности, справляясь с гневом. Я обнаруживаю, что очень многое переворачиваю, а то, что не поддаётся контролю, я выпускаю из рук. Я обнаруживаю, что выпускаю даже те вещи, которые могу контролировать, когда они не первые в списке приоритетов или, когда вовлечённые усилия не стоят конечного результата».

«Я глубоко вдыхаю пять раз и/или произношу Молитву о Душевном покое».

«Я сейчас всего чувствую больше, тогда я глажу своего кота или гуляю по саду».

«Я молюсь, если думаю, что могу потерять контроль. Я разговариваю с собой, потому что знаю, что, если я потеряю контроль, это я буду страдать больше, чем кто-либо другой. Я узнала, что не получаю удовольствия от злобы, как это было раньше».

«Я прибегаю к помощи спонсора или телефонному списку группы, чтобы поговорить и разобраться в себе. Когда меня просто слышат, это помогает мне успокоиться и даже помогает мне понять любую сторону, которая участвует в данной ситуации».

75. Как изменилось ваше мироощущение в результате вашего прихода в Анонимные Никотинозависимые?

Я вижу себя и других более ясно. Я не скрываю от себя правду. Я увидел свои способности, и сейчас у меня более высокая самооценка и уверенность в своих возможностях. Я занимаюсь тем, что доставляет мне удовольствие, и мне хорошо от этого. Я нравлюсь себе больше, потому что во мне появилось то, что может нравиться. Сейчас я действительно живу. Я позитивно смотрю в будущее и на свои возможности создать лучшую жизнь для себя».

«Я привык подавлять свой гнев никотином, а потом становиться злым и мстительным. Сейчас я научился выражать этот гнев правильно, и всё моё мироощущение стало гораздо мягче».

«Чувство, что я делаю что-то полезное для себя. Уменьшилось чувство вины».

«О, я стала такой умной, мой IQ увеличился по крайней мере на 20%».

«Я стал более терпимым к себе и другим».

«Я полностью изменила свою внутреннюю жизнь. Я знаю о своей болезни больше, чем о чём-либо, когда она проявляется. Она включает в себя те состояния, когда я жалею себя, веду себя эгоистично, нечестно, становлюсь жертвой, испытываю гнев и обиду или высокомерие, когда я стесняюсь, боюсь, сужу других. Сейчас я осознаю, когда я веду себя так. Я также знаю, почему я веду себя так. И я делаю Шаги каждый день, чтобы изменить все эти дефекты характера и заменить их любовью, смирением, духовностью, терпением, дружбой, служением, принятием, мужеством и честностью».

76. Вы чувствуете себя более честным? Как ваше стремление к честности связано с Вашей длительной свободой от никотина?

«Вместо того, чтобы курить «на» кого-то, я в состоянии высказаться и заявить свою правду. Я не угнетён, как было раньше».

«Я говорю людям, что у меня на уме. Сейчас в моей жизни очень мало вранья. Мне гораздо комфортнее в этом мире».

«Да. Я не хочу быть лживым, или возвращаться к своей глупости или идти к медленной смерти. Честность более ясно помогает мне видеть мою дорогу».

«Мне нужно стать честным, чтобы стать свободным. Если я не остаюсь честным, я не останусь свободным».

77. **Есть ли у вас уверенность, что вы не будете снова употреблять никотин?**

«Да я уверена. Я знаю, что пока я честна сама с собой, я не начну снова».

«Совсем нет. Я знаю, что, если не буду использовать инструменты НикА для поддержания чистоты, я точно сорвусь. У меня это было слишком часто (срывы)».

«Я чувствую, что никотин—это больше не вариант для меня. Но мне нужны группы и поддержка».

«Относительно уверен. Всегда под вопросом».

«Я боюсь, что такая возможность всё ещё есть».

78. **Беспокоит ли вас всё ещё главным образом то, чтобы избегать никотина?**

«На самом деле, я был зависим от никотина, но одержим курением».

«Да. Моя вторая озабоченность—это сделать свою работу без употребления никотина. Третья—это справляться со своим гневом».

«Это беспокоит меня, но по большей части я учусь, как проживать мою жизнь в данных условиях».

«Разумеется, никотин—это всегда беспокойство, но я сосредотачиваюсь на выздоровлении. Я стала верить руководству «имеешь проблему—думай о её решении».

79. *Уходите ли вы от курильщиков в общественных местах или избегаете определённых мест, где курят?*

«В основном, но иногда хочется подойти поближе».

«Сначала я думал, что мне будет всё равно, но сейчас я не могу этого выносить».

«Да, я это просто ненавижу. Я не хочу приносить этот запах домой».

«Я не хочу ни вдыхать эти токсины, ни иметь возможность поймать желание. Я принимаю, что зависимость от никотина — очень хитрая, и я избегаю риска».

«Я сразу научилась быть внимательной и «избегать определённых людей, мест и вещей», и это мне хорошо пригодилось. Мне нужно решать более сложные проблемы, чем эта.

80. *Есть ли у вас дома или на работе кто-то, кто употребляет табак? Если так, как это воздействует на вас?*

«У меня есть, из-за этого мне приходится метаться между принятием и заботой о себе».

«Я работаю с несколькими людьми, которые курят, один из них — это мой начальник. У меня нет проблем с их курением. Они не делают это в офисе в моём присутствии. У меня такое чувство, что им немного неловко из-за меня или из-за себя, потому что я хожу в Анонимные Никотинозависимые, и я избавилась от никотина».

«Да, и мне часто необходимо произносить Молитву о душевном покое. Это дало мне очень ясно понять, и как моё курение воздействовало на других людей, и важность Девятого Шага».

81. *Что вы чувствуете, когда видите курящего или жующего табак человека?*

«Я думаю о своих собственных зависимостях. Я сопереживаю ему или ей, что они испытывают потребность в веществе. Я чрезвычайно благодарен, что больше не использую никотин».

«Лишь по милости Высшей Силы я свободен от этого».

«Отвращение. Я испытываю к ним жалость».

«Грустно за их страдания».

«Я рад, что не употребляю никотин».

82. **Реагируют ли негативно люди, которые курят или жуют табак, на то, что вы остановились? Если да, то как это влияет на вас?**

«Нет. Они обычно очень долго рассказывают мне о том, как они собираются остановиться, как только все звёзды сойдутся для них каким-то образом. Или они говорят о том, как мало они курят. Но я просто слушаю и не сужу, потому что у меня были свои «причины» откладывать, свои оправдания».

«Да. Они начинают бояться и, возможно, немного обижаться. Я просто позволяю им быть самими собой. Я не расхваливаю перед ними программу, потому что я знаю, они не готовы слушать то, что я могу им сказать. Но если они спросят, я расскажу».

«Нет, они знают, что это их убивает. Пусть они видят блеск в моих глазах. Пусть они спросят себя, могут ли они иметь то, что имею я».

«Я понимаю, что за них «говорит» никотин—это не то, какие они на самом деле».

83. **Поддерживает ли вас распространённое в наши дни общественное неодобрение куреня? Или раздражает?**

«Я благодарен, что бросил в своё время».

«Я на 100% за что бы то ни было, что поможет людям бросить курить. Не существует никакого другого узаконенного вещества, настолько же опасного, как сигареты. Только некоторые пьющие становятся алкоголиками. Многие люди пьют умеренно в течение всей своей жизни. Но все обычные курильщики являются зависимыми. Это смертельное вещество, которое субсидируется и поддерживается из-за огромных денег в этой сфере».

«Я доволен, что растёт осведомлённость».

84. **Знаете ли вы о ком-то, кто перестал курить, вдохновившись вашим примером?**

«Я воодушевил некоторых, и это также помогает и мне».

«Да, мои друзья и члены семьи последовали за мной в выздоровлении».

85. **Какими позитивными действиями вы заменили употребление табака?**

«Некоторыми простыми вещами, такими, как глубоко вдохнуть, попить травяного чаю, пожевать пластиковую соломинку или зубочистку, что-нибудь, что помогает мне облегчить стресс».

«Я регулярно беру перерывы и перечитываю *Заметки по обретению свободы от никотина* или какие-то другие памфлеты».

«Между собраниями я звоню паре членов своей группы, и мы просто делимся друг с другом, что помогает мне избежать разброда мыслей».

«Я медитирую и молюсь чаще, и веду ежедневный список благодарностей».

«Гуляю или катаюсь на велосипеде, беспокоясь о лишнем весе».

«Да, я снова пишу и пою. Моя голова стала яснее, и мне удаются длинные заметки, как когда-то в молодости».

«Я занимаю себя работой по Шагам и практикой программных принципов».

86. *Чувствуете ли вы, что у вас сейчас больше времени? Какие новые интересы вы развиваете?*

«Когда моя наставница говорила, что у меня будет больше времени, я ей не верила. Удивительно, но это правда»!

«Я вернулся в колледж, получил диплом и начал новую карьеру».

«Да, у меня определённо больше времени и сил решать новые задачи»!

«Я делаю игрушки для больных/пострадавших детей, детей-сирот, ВИЧ-инфицированных детей, возвращая долг обществу».

«Теперь, когда я полна энергии, я занимаюсь физическими упражнениями. Я выполняю домашние обязанности в два раза быстрее без всех этих перекуров».

«Не больше времени, но больше денег. Я больше читаю, хожу на многие группы и несу служения».

«Сейчас я более организован, я наслаждаюсь цветочными клумбами, которые создал у себя во дворе».

«У меня развились интересы в искусстве, рисовании, писании картин, письме, скульптуре».

«Да, я оказался в усердном духовном поиске. Я также решил научиться играть в теннис, что я всегда хотел, но никогда не пытался раньше».

«Они на самом деле не новые, я просто больше занимаюсь теми вещами, которые мне нравятся, йога, музыка, физические упражнения, спортивные игры, письмо, общение с людьми».

87. *Как изменилось ваше физическое здоровье?*

«Ушли мои хронические головные боли».

«Стало лучше дыхание, обоняние, увеличилась физическая выносливость, я занимаюсь упражнениями с большим удовольствием».

«Как сказано в *Наших Обещаниях:* «Здоровье — это новый опыт», и я благодарен.

«Моя эмфизема остановлена».

«С тех пор, как я бросил курить десять месяцев назад, у меня ни разу не было бронхита».

«Чем лучше я буду себя чувствовать, тем больше мне придётся брать на себя».

«Улучшилось кровообращение. Нет пятен во рту. Чувствую себя лучше во всех отношениях».

«Моё здоровье в целом улучшилось. У меня больше сил, нет сигаретного похмелья, мне легче дышать. Я могу смеяться от души без кашля. Это очень большой признак улучшения».

«Стал лучше голос, меньше хрипоты. Я не кашляю первые десять минут после пробуждения каждый день».

«Я снова чувствую запахи и вкус, короче стали простуды, прибавилось энергии».

88. *Находите ли вы, что стали лучше выглядеть? Если так, играет ли это важную роль в том, чтобы вы продолжали жить без никотина»?*

«Да, потому что я больше улыбаюсь. От меня не несёт табаком, пальцы перестали быть жёлтыми, и друзья говорят, что я сияю по-новому».

«Да. Это определённо подкрепление. Моя кожа стала более гладкой и чистой. Все мои чувства обострились и оживились».

«Я чувствую себя выше, наверное, потому что я наконец-то впервые постоял за себя».

89. *Вы набрали вес?*

«Да, я набрал около 30 фунтов *(13,6 килограмм—прим. ред.)*, но потом я их сбросил, а потом снова набрал около 10 *(4,5 килограмм—прим. ред.)*».

«Я набрала 35 фунтов *(15,8 килограмм—прим. ред.)*, в первый год. Потом вес выровнялся, и от 35 фунтов 5 *(2,3 килограмм—прим. ред.)*. Сейчас я выгляжу потрясающе.

Мне часто делают комплименты, насколько я выгляжу здоровой.

«Практически нет. Я начал заниматься физическими упражнениями, и это не является проблемой».

90. *До того, как прийти в Анонимные Никотинозависимые, практиковали ли вы медитацию на регулярной основе? Медитируете ли вы сейчас? Если эта практика изменилась, опишите это.*

«Нет, не медитировал. Я полагаю, иногда курение казалось медитацией, но это скорее было бессознательным отключением, чем осознанным контактом».

«Я медитирую, так я сижу спокойно и «слушаю», но это не является отдельной установленной практикой».

«Да, сейчас каждый день. Это даёт мне спокойствие, которое помогает моему интуитивному пониманию вещей».

«Я начал, но не регулярно. Мне непривычно сидеть неподвижно».

91. *Каково ваше понимание каждой части Молитвы о душевном покое?*

«Брошюра *«Молитва о душевном покое для никотинозависимых»* очень понятна, она описывает мои чувства и понимание Молитвы о душевном покое гораздо лучше, чем я сам мог бы здесь».

«Я не могу изменить других людей. Я не могу изменить «систему», мир, даже моего собственного ребёнка. Я могу изменить своё отношение и свои действия. Достаточно просто увидеть разницу, но не всегда просто это принять».

«Я не могу изменить своего пристрастия к никотину. Я не могу усилием воли остановиться. Я не могу изменить тот факт, что я являюсь зависимым человеком. Я принимаю факт, что у меня есть зависимость от никотина. Что я могу изменить — это то, как мне справляться с этой зависимостью. Её не нужно подкармливать. Мужество не кормить её приходит от моей Высшей Силы, от поддержки группы и от работы по плану ежедневно, минута за минутой».

«Я не могу изменить людей, места и вещи. Я могу изменить свои реакции на всё это. Моя интуиция подсказывает мне, что я могу, и что я не могу изменить. Я делаю так уже долгое время».

«Я не могу изменить погоду, время, которое мне отведено на планете, человеческую природу. Я могу изменить своё поведение. Мужество приходит изнутри, и я думаю, оно всегда там было».

«Молитва о душевном покое—опора моего здравомыслия. Большая часть стресса в моей жизни была вызвана попытками изменить неизменяемое, тогда как я избегал менять то, что мог. Мудрость исходит от моей Высшей Силы, или от моего Честного Восприятия. С тех пор, как это стало понятно, мне живётся проще».

92. Радует ли вас ваше бессилие перед никотином и то, что оно привнесло в Вашу жизнь?

«Нет, это кость в горле. Бессилие—это болезненное, пугающее, безнадёжное и отчаянное чувство, и я его ненавижу. Анонимные Никотинозависимые помогли мне с этим, и я благодарен им, что они были рядом, готовые помочь».

«Я не рад своему бессилию перед никотином, но я благодарен ему за то, что оно принесло людей и преимущества Анонимных Никотинозависимых в мою жизнь».

«Безусловно. Моя зависимость от никотина дала мне что-то конкретное, с чем работать. Даже хотя я уже был в другой Двенадцатишаговой программе в течение трёх месяцев до прихода в Анонимные Никотинозависимые, у меня всё стремительно сошлось, как только я оставил никотин, особенно с моей Высшей Силой».

«Я рад пониманию того, что я бессилен перед фактом, что никотин вызывает зависимость, и когда он попадает в моё тело, я становлюсь наркоманом. Я рад, что научился сдаваться, нежели стал бы продолжать своё прошлое проигрышное сражение. Принятие вещей, которые я не могу изменить, принесло больше покоя в мою жизнь».

93. *Как вы работаете по Шагам?*

«Я каждый день благодарю Бога за то, что мне не надо сегодня употреблять никотин. Я ежедневно молюсь и медитирую. Я провожу личную инвентаризацию и прошу Бога помочь мне это делать лучше. Я несу послание Анонимных Никотинозависимых, в любом месте и в любое время, когда мне представляется такая возможность».

«Письменно. Ручка помогает мне вести разговор. Этот процесс делает меня более ответственным и тщательным. Это также позволяет мне периодически пересматривать и проверять то, как я живу и как я учусь со временем».

«Молюсь, прихожу на собрания, слушаю спонсора и слушаю себя».

«Мы с некоторыми членами группы начали группу по изучению Шагов после основного собрания. Это помогло мне сосредоточиться и учиться у других».

«Три слова: практика, практика, практика».

94. *Предложили ли вы своё служение на группе или интергруппе, или на уровне Всемирного обслуживания? Если да, что вам дал этот опыт?*

«Да. Я начала с того, что стала брать ключ, чтобы открывать дверь к собранию и, в конце концов, стала вести собрание».

«Пока нет. Я не уверен, волнуюсь ли я или просто не хочу».

«Удивительно для меня самого, я вызвался стать секретарём интергруппы. Я многому научился, и у меня выработались новые навыки и уверенность».

«Я служил во Всемирном офисе Обслуживании, отвечая за электронную почту, что связывало меня с людьми из многих стран. Мне нравилось осознавать, что я помогаю людям получать набор новичка или предоставляю информацию о ближайших к ним группах».

95. *Вы помогаете новичкам?*

«Да, с тех пор, как я узнал в своём другом сообществе, что новички — это жизненная сила организации».

«Именно сейчас я озабочен тем, чтобы помочь себе».

«Как я говорю, «новички сохраняют нас молодыми». И пока новички приходят, у меня будет собрание и у нас будет Сообщество. Я верю в мудрость несения послания и служения».

«Помогая новичкам, я получаю более глубокое понимание самого себя, которого мне не хватало, когда я делал свою собственную работу по Четвёртому Шагу. Новички могут быть новым зеркалом».

«Всегда. Я даю им свой номер телефона и делюсь своим опытом, силами и надеждой. Иногда они работают со мной по Шагам».

«Да, мы говорим и поддерживаем друг друга».

«Да, поддерживая и выказывая уверенность, что у них получится».

96. *Произошло ли у вас духовное пробуждение?*

«Я нахожусь в процессе духовного пробуждения. По мере работы по Шагам, я становлюсь чище и чище».

«Я всегда была духовной по-своему. Это путешествие длиною в жизнь».

«Я стал более открыт новым возможностям, более способным попросить о помощи, мне больше хочется практиковать Молитву третьего Шага».

«Дух нашего Сообщества открыл моё сердце и заново пробудил мою жизнь».

«Да, потому что этот процесс относится к моему собственному пониманию, что означает, что мне не надо противостоять чьему-то идолопоклонству».

97. *Изменилось ли ваше понимания «Бога», как бы вы его ни определяли, с тех пор, как вы пришли в Анонимные Никотинозависимые?*

«Это большая проблема для меня. У меня самые большие ресентименты связаны с организованной религией. Я не верю в «Бога», как эту силу определяют церкви. Я верю, что есть жизненная сила, и это лучшее, что я могу сделать прямо сейчас».

«До Анонимных Никотинозависимых у меня не было Бога. Сейчас он есть. Концепция не имеет значения. Я не беспокоюсь по поводу концепции, это придёт».

«Я стал предпочитать термин программы «Сила, более могущественная, чем наша собственная», потому что он фокусируется больше на принципе, чем на личности».

«Когда я был новичком, я бы не остался в программе без принятия того, что каждый член может иметь своё понимание Высшей Силы. Этот принцип помог мне стать более открытым духовности».

«Да, Бог в моём понимании сегодня другой, чем в той концепции, которая у меня была, когда я впервые пришёл в эти комнаты. Она позволила мне исследовать и развивать мою собственную веру».

«Моя концепция Бога не изменилась, но мой уровень духовности и его применение к повседневной жизни взлетел ракетой в небо».

98. *Каким образом, если вы это делаете, вы применяете концепцию Бога к себе и своей повседневной жизни?*

«Через ежедневную молитву и утверждение для себя, что жизнь — это путешествие, а Бог — это путеводитель».

«Я думаю, мои мысли и мои слова — созидательны. Я — со-создатель с Господом, и моя жизнь на самом деле является выражением Бога. Я не стараюсь «применять», но только принимать в своих мыслях, что Бог уже дал».

«Я думаю об этой силе, как об огромном духовном пространстве, похожем на широкую реку, и когда я что-нибудь препоручаю, оно попадает в это пространство, и эта сила уносит это прочь. Во мне самом существует высокий дух, на который я думаю, что полагаюсь больше, нежели на ту силу. (Как видите, во мне происходит борьба)».

«Я кладу свою руку в Божью длань, и Бог заботится обо всём (если я не встаю на пути)».

«Я смотрю на своего Бога, как на своего защитника и руководителя».

«Я встаю на колени и молюсь по утрам и вечерам».

«Моя концепция Бога—это путь к Высшей Цели. Когда я поднимаюсь над своими своекорыстными мотивами, я служу этой Цели, и в результате, это служит мне. Это стремление вдохновляет мои повседневные усилия, во всем их несовершенстве».

99. *Стали ли вы проповедником неупотребления никотина? Или Анонимных Никотинозависимых?*

«Я бы так не сказал, однако, я полагаю, что некоторые люди так думают».

«Может быть, совсем немного. Я стараюсь им не быть, потому что это отворачивает людей. Со временем этого становится меньше во мне».

«Это не моё дело—заставлять других испытывать вину за своё курение. Но мои друзья знают, что я хожу в Анонимные Никотинозависимые, и они изумлены, что настолько зависимый человек, как я, был способен бросить курить, и они знают, что могут прийти со мной, когда только захотят».

«Я стараюсь вести себя очень сдержанно».

«Меня иногда заносит, поэтому я стараюсь себя на этом ловить. Я всё ещё учусь, как правильно нести послание. Я хочу помогать, а не мешать».

100. Что, по вашему мнению, заставляет людей продолжать приходить на собрания?

«В начале отождествление себя с другими и надежда. Затем связь друг с другом и с самой группой, чувство домашней группы. Они также исполняют своё стремление нести послание».

«Истории об успехе, но больше, чем что либо, привлекало желание иметь место, где я могу поделиться своими проблемами. Изъяны-вот что стало инструментом, который привёл меня в Анонимные Никотинозависимые, и я люблю их».

«Желание выздороветь и преодолеть зависимость, чувство безопасности, сообщество и чувство принадлежности к людям, которые понимают».

«Группы—это то место, где я прославляю свой дар и подтверждаю свои действия».

«Наблюдать первые дни и недели свободы у новичков—это радость, которую надо видеть»!

«Возможности служить помогают мне вернуть смысл утраченных лет».

«Это программа привлекательности, а не увещевания».

«Поддержка и принятие. Место, где услышат, отнесутся с уважением и помогут выздоравливать».

101. Если срок вашего воздержания от никотина уже год или более, вы всё ещё регулярно посещаете собрания Анонимных Никотинозависимых?

«Я регулярно посещал группу в течение трёх лет, затем я переехал, поэтому начал новую группу».

«Да, чтобы служить группе. Я понимаю, что скорее сохраню свою свободу, если буду отдавать то, что получил сам. В служении есть выздоровление».

«Да, это один из лучших способов практиковать и применять мою благодарность».

«Слишком много можно потерять, не ходя на собрания. Группы — это страховка».

102. Сколько времени вы полагаете, вам будут необходимы группы?

«Сначала мне нужны были группы, сейчас я получаю от них удовольствие, поэтому я хожу».

«Я работаю по этой программе только сегодня, и я привержен моему выздоровлению. Я не думаю, что мне по-настоящему нужны группы, чтобы не курить, но они нужны мне, чтобы иметь дело с моими чувствами. У меня нет другого места для этого. Я также хожу на собрания, чтобы нести послание, потому что я благодарен за то, что не курю».

«Меня не беспокоит, сколько времени мне нужны будут группы, но я хочу, чтобы моя домашняя группа работала долгое время».

«Настолько, насколько они будут ценны для меня, чтобы выздоравливать и делиться».

«У меня пожизненный срок».

«Мне будут нужны группы, пока я хочу оставаться свободным от курения».

103. Если бы вы переехали туда, где нет групп Анонимных Никотинозависимых, стали бы вы организатором новой группы?

«Да, чтобы продолжить как мою связь с Сообществом, так и моё духовное путешествие».

«Не в этот период моей жизни, но возможно, если бы опять почувствовал потребность курить».

104. Какой вы сейчас?

«Я гораздо более терпима с людьми. Я вижу, что каждый из нас очень старается в каждый данный момент. Я также гораздо более дисциплинирована (я работаю над этим) и более привержена своей цели. У меня позитивный взгляд по большей части там, где раньше я была негативной и циничной. Я узнала, что у меня есть доступ к Силе, которая мне необходима».

«У меня выросла самооценка, и надежда — это реальность моей жизни».

«Спокойнее, счастливее и с лучшим здоровьем».

«Со мной стало гораздо проще общаться. Люди говорят, что я очень смягчилась».

«Оглядываясь назад, я думаю, что я действительно начал жить полноценной жизнью, после того, как бросил курить. Это дало мне уверенность, чтобы попробовать многое другое. Я стал более активным и энергичным и в то же время более спокойным и умиротворённым. Это невероятная свобода»!

«Счастлива, что у меня не прокурены все вещи вокруг. Больше не раба сигарет. Нет чувства вины».

«Я помогаю другим людям, тем, кто ищет, как избавиться от никотиновой зависимости. Это самое классное, что я когда-либо делал в своей жизни».

«Я, безусловно, чувствую себя в единодушии с Создателем. Мне понравилось отвечать на вопросы».

«Как мне сейчас, вот что важно. Я настолько лучше себя чувствую, с первого момента утра и на протяжении всего дня. Я не расстраиваюсь по пустякам, и, кажется, что я смеюсь над теми, кто расстраивается».

«Я всё ещё считаю чудом своё освобождение от никотина. Я невероятно благодарен Анонимным Никотинозависимым, я не думаю, что я мог бы сделать это без них».

ЧАСТЬ III
ДВЕНАДЦАТЬ ШАГОВ АНОНИМНЫХ НИКОТИНОЗАВИСИМЫХ

1. Мы признали своё бессилие перед никотином — что наши жизни стали неуправляемы.

2. Пришли к убеждению, что Сила, более могущественная, чем мы, может вернуть нас к здравомыслию.

3. Приняли решение препоручить нашу волю и наши жизни заботе Бога, как мы понимали Его.

4. Провели тщательную и бесстрашную нравственную инвентаризацию самих себя.

5. Признали перед Богом, собой и другим человеком истинную природу наших заблуждений.

6. Полностью подготовили себя к тому, чтобы Бог избавил нас от всех наших недостатков.

7. Смиренно просили Его исправить наши изъяны.

8. Составили список всех людей, кому мы навредили, и обрели готовность возместить им всем ущерб.

9. Напрямую возмещали причиненный этим людям ущерб, где это было возможно, кроме тех случаев, когда это могло повредить им или кому-либо ещё.

10. Продолжали проводить личную инвентаризацию и, когда совершали ошибки, сразу же признавали это.

11. Стремились путём молитвы и медитации улучшить свой осознанный контакт с Богом, как мы понимали Его, молясь лишь о знании Его воли для нас и о силах для ее исполнения.

12. Испытав духовное пробуждение в результате этих шагов, мы старались нести эту весть тем, кто употребляет никотин, и применять эти принципы во всех наших делах.

Двенадцать Шагов перепечатаны и адаптированы с разрешения Alcoholics Anonymous World Services Inc.— Всемирного офиса Обслуживания Анонимных Алкоголиков, Инк. Разрешение перепечатать и адаптировать Двенадцать Шагов не означает, что АА является частью этой программы. АА является программой выздоровления от алкоголизма—использование Двенадцати Шагов в связи с программами и деятельностью по образцу АА, но касающимися других проблем, не предполагает иных случаев.

Двенадцать Шагов Анонимных Алкоголиков

1. Мы признали своё бессилие перед алкоголем, признали, что мы потеряли контроль над собой.

2. Пришли к убеждению, что только Сила более могущественная, чем мы, может вернуть нам здравомыслие.

3. Приняли решение препоручить нашу волю и нашу жизнь Богу, как мы Его понимали.

4. Глубоко и бесстрашно оценили себя и свою жизнь с нравственной точки зрения.

5. Признали перед Богом, собой и каким-либо другим человеком истинную природу наших заблуждений.

6. Полностью подготовили себя к тому, чтобы Бог избавил нас от всех наших недостатков.

7. Смиренно просили Его исправить наши изъяны.

8. Составили список всех тех людей, кому мы причинили зло, и преисполнились желанием загладить свою вину перед ними.

9. Лично возмещали причинённый этим людям ущерб, где только возможно, кроме тех случаев, когда это могло повредить им или кому-либо другому.

10. Продолжали самоанализ и, когда допускали ошибки, сразу признавали это.

11. Стремились путём молитвы и размышления углубить соприкосновение с Богом, как мы понимали Его, молясь лишь о знании Его воли, которую нам надлежит исполнить, и о даровании силы для этого.

12. Достигнув духовного пробуждения, к которому привели эти шаги, мы старались донести смысл наших идей до других алкоголиков и применять эти принципы во всех наших делах.

ШАГ ПЕРВЫЙ

Мы признали своё бессилие перед никотином — что наши жизни стали неуправляемы

:Первый Шаг не был умственным упражнением. Это пульсировало в наших жилах, мы чувствовали это всем сердцем, всем нутром. Было мучительно обнаружить, что мы подсели на этот наркотик. Впервые у нас возникло желание полностью отказаться от идеи контроля над употреблением никотина. Мы взглянули на то, какой властью обладал над нами никотин на самом деле, и мы увидели, что его контроль был абсолютным.

Было крайне трудно признаться в чём-либо о самом себе, тем более в том, что мы бессильны перед никотином. Мы курили и любили курить по многим причинам — чтобы выглядеть более искушёнными, хорошо себя чувствовать, уменьшать стресс, лучше концентрироваться, успокаиваться и т.д. Но по той или иной причине, никотин, в конце концов, перестал работать: страхи за своё здоровье, чувство ненависти к самому себе, чувство вины, давление со стороны друзей. Жизнь курильщика стала невыносимой. Мы начали думать о том, чтобы остановиться.

В отчаянии мы пытались тем или иным способом изменить наше употребление никотина — не употреблять его на работе или в спальне, или в присутствии детей, сидя во время курения только на определённом стуле или только на улице. Мы меняли марки, использовали мундштуки для снижения смол в сигаретах, курили только «натуральные сигареты», курили только в определённое время суток, с определёнными людьми, по особым случаям. Затем мы стали консультироваться с экспертами. Мы искали помощи у врачей, гипнотизёров, психиатров, иглотерапевтов, в книгах по самопомощи и в бесчисленном количестве программ по прекращению курения. Иногда нам удавалось бросить, но ненадолго. Ничто не работало.

Глубоко разочарованные, мы обратились к Анонимным Никотинозависимым, как к ещё одному возможному решению. К нашему великому удивлению мы встретили людей, которые перестали употреблять никотин, потому что они признали то, что не могли остановиться. Они признали своё полное отсутствие контроля над никотином и предложили нам поддержку, пригласив нас присоединиться к ним и сделать то же самое. Это была поддержка от группы, и не случайно через все Шаги предлагается использование местоимения «мы», поскольку процесс выздоровления от никотиновой зависимости не являлся и не является путешествием, в которое человек отправляется в одиночку.

Мы осознали, что на самом деле являлись зависимыми, и что мы употребляли никотин по той же причине, по которой алкоголики пьют — потому что мы не могли остановиться. Оставшись один на один только с собственным ресурсом, мы бы продолжали курить, разрушать наши тела, подавлять чувства и отталкивать наши семьи, любимых и друзей.

Мы присоединились к Анонимным Никотинозависимым, и это также означало наше признание того, что в одиночку мы не могли решить нашу проблему с никотином. Для нас, уставших от бесчисленных попыток контролировать нашу «привычку», было почти облегчением сдаться и искать помощи. Капитулируя и признавая своё бессилие, мы научились поворачивать ситуацию в свою пользу. Мы признали полное отсутствие нашего контроля над никотином.

Мы увидели, что употребление никотина было больше, чем дурная привычка, это было скорее симптомом того, что наши жизни были неуправляемы и неподвластны нам самим. Разрушительные аспекты нашей зависимости выходили далеко за пределы очевидного ущерба, который мы наносили своему здоровью. Чем больше мы видели ту роль, которую никотин играл в нашей жизни, тем больше мы осознавали, насколько большую власть он над нами имел. Никотин определял, когда нам делать перерывы, где нам обедать и ужинать, с кем дружить, кого любить, с кем иметь дело, как нам проводить своё свободное время. Мы никогда никуда не ходили и не делали ничего, предварительно не проверив наши запасы. Однако мы шли на что угодно, чтобы скрыть нашу зависимость от других людей от себя самих. Мы пользовались полосканием для рта, освежителями воздуха, поглотителями дыма, и это только неполный список.

Многие из нас даже начали прятаться, когда употребляли — избегать компании друзей и любимых или пряча сигарету в туалетную кабинку на работе. Спрятаться было невозможно, и сама попытка была ложью. Наши жизни были ложью. Они были вне контроля — неуправляемы.

Понимание и опыт обеих частей Первого Шага, того, что мы бессильны перед никотином и того, что наши жизни стали неуправляемы, было началом. Мы были готовы ко Второму Шагу.

ШАГ ВТОРОЙ

Пришли к убеждению, что Сила, более могущественная, чем мы, может вернуть нас к здравомыслию

В Первом Шаге мы признали наше бессилие. Для некоторых из нас это было опустошающее признание. Мы оглядывались на годы нашей никотиновой зависимости и на все наши попытки бросить. Каждая попытка проваливалась. Мы поняли, что не можем остановиться. Нам не помогали ни угрызения совести, ни сила воли, ни анализ ситуации. Мы чувствовали себя неудачниками. Мы спрашивали: «Почему мы не можем бросить, когда другие могут»?

И теперь, на Втором Шаге, мы начали находить ответы на свои вопросы. Признав своё бессилие, мы начали открывать себя для поиска источника силы, более могущественной, чем наша собственная, более мощной, чем наша зависимость. Необъяснимым образом отчаяние вдруг сменилось осознанием наличия выбора. Мы приняли, что надежда возможна.

Те из нас, у кого было определённое отношение к духовности, искали Бога, как мы понимали Его, как выход, как источник надежды. Для тех из нас, кто скептически относился к религии, поверить в Высшую Силу было непростым делом. Мы обнаружили, что нас подвела наша изначальная концепция более могущественной Силы. Мы бунтовали против попыток убедить нас в установленных [другими] представлениях о Боге. Мы сопротивлялись тому, чтобы беспрекословно верить.

Несмотря на весь наш скептицизм мы узнали о том, что нам не обязательно даже иметь определение Бога или Силы, более могущественной, чем мы сами. Мы просто могли вести себя, как будто мы верим, доверяя тогда, когда не знаем и не понимаем. «Прийти к убеждению» было процессом. Он не имел ничего общего с логикой, доводами, достоверностью или вычислениями. Вместо этого, речь шла о наших личных убеждениях, о непредвзятости, гибкости и стремлении позволить чему-то хорошему произойти с нами.

Со всей открытостью мы изучили фразу «вернуть нам здравомыслие». Мы всегда думали о себе, как о достаточно здравых людях. Но как мы могли так думать, когда 20, 40, 60 или более раз в день мы продолжали курить, зная, что это нас убивает?

Поначалу определение «безумие» казалось драматичным, особенно применительно к нам самим. На собраниях мы слушали истории других людей. Слушая их рассказы об опасных ночных поисках сигарет, вытаскивании бычков из водосточных канав, мусорных корзин и общественных пепельниц, о курении через трахеотомические трубки, мы вспоминали о том, как вели себя схожим образом. Мы видели своё собственное безумие — повторение одинаковых действий снова и снова в ожидании другого результата.

Признание нашего безумия в отношении никотина привело бы нас в отчаяние, если бы всё, на что мы могли положиться, была только наша сила воли. Мы не могли найти выход, опираясь только на свои силы. Кто-нибудь или что-нибудь — какая-то Сила — должна была помочь.

Мы видели успех других людей и прислушивались, когда они предлагали нам отставить наше рациональное мышление и дать возможность этой новой Силе работать в нашей жизни. Когда мы начали слышать, что нам говорили, появилось чувство надежды. Теперь, наконец, мы были не одни. Эта Сила и наша связь с ней и с другими людьми была дорогой в жизнь, свободную от никотина.

ШАГ ТРЕТИЙ

Приняли решение препоручить нашу волю и наши жизни заботе Бога, как мы понимали Его

В Первом и Втором Шагах мы приняли наше собственное бессилие, неуправляемость нашей жизни, необходимость верить в Силу, более могущественную, чем наша собственная, и реальность наших собственных безумных действий.

Наша зависимость продолжала борьбу за своё существование. Нами всё ещё овладевала тяга, и мы испытывали невероятное разнообразие неудобных и ужасных чувств: гнев, ярость, стыд, тоску, ненависть к самим себе и отчаяние. Мы потеряли лучшего друга. Мы были одни, столкнувшись с тем, что остаток жизни проведём без нашего наркотика.

И теперь мы подошли к Шагу, где нам было предложено принять решение. Нам нужно было решить, что мы больше не стоим во главе, и что нам необходима помощь. Это решение противоречило всему тому, чему нас учили раньше. Сколько раз мы слышали о том, что мы должны проявить силу воли, чтобы избавиться от вредной привычки курения? С детства нас учили полагаться только на себя. Мы учились, что никто за нас ничего не сделает. Мы знали, если хотим, чтобы что-то было сделано правильно, мы должны это сделать сами.

К сожалению, опыт показал, что, имея дело с нашей зависимостью от никотина, нам бесполезно было полагаться на самих себя. Это не удержало нас от курения. Нам было чрезвычайно трудно попросить о помощи. Помощь для нас была связана с зависимостью и слабостью. Мы не были заинтересованы в том, чтобы нам говорили, как нам жить свою жизнь.

Постепенно, на группах, слушая других или читая, мы начали видеть, что то, что мы гордо рассматривали как опору на свои силы, на самом деле было высокомерием, бунтарством, пренебрежением и отрицанием. Мы также смогли понять, что такое отношение действительно является нездоровым для нас. Осознав это, мы увидели, что просьба о помощи—это проявление силы, а не слабости. Мы поняли, что быть смиренными — значит позволить чему-то доброму и сильному помочь нам. Нам необходимо было это понимание, чтобы решиться попросить о помощи, которая так отчаянно была нам необходима.

Мы сдались. Благодаря этому пришло стремление попробовать что-нибудь, включая то, чтобы позволить чему-то доброму и замечательному помочь нам. Как сказал Билл Уилсон, который первым написал об этих Двенадцати Шагах: «Вся наша беда заключалась в неверном использовании силы воли. Мы старались с её помощью атаковать наши проблемы, вместо того, чтобы попытаться привести её к согласию с Божьей волей относительно нас».

Нашей целью стало установить связь с Высшей Силой — той, что поможет нам измениться и изменить нашу жизнь. Мы увидели, что, устанавливая эту связь, мы смогли принять решение препоручить нашу волю и наши жизни заботе Бога, как мы понимали Его. Мы нашли поддержку. Мы открыли новый смысл телесного, эмоционального и духовного благополучия.

Мы обнаружили, что, стараясь быть ближе к нашей Высшей Силе, мы испытали Третий Шаг в действии. Мы стали всё меньше интересоваться собой, нашими маленькими планами и прожектами. Больше и больше мы стали интересоваться тем, чтобы увидеть, что мы можем привнести в эту жизнь, оставляя заботу о себе нашей Высшей Силе. По мере того, как мы чувствовали, как новая Сила наполняет нас, мы наслаждались душевным покоем, обнаружили, что можем успешно действовать в жизни, чувствовали свою Высшую Силу и перестали испытывать страх перед вчерашним, сегодняшним и завтрашним днём. Мы искали свободы от своеволия и эгоизма и мудрости, чтобы узнать волю своей Высшей Силы относительно нас. Мы делали это разными способами, включая повторение следующих строк:

Молитва Третьего Шага

Избавь меня от оков эгоизма.

Помоги мне вверить себя духу.

Направь меня творить добро в этом мире и проявлять милосердие.

Помоги мне сегодня обходить и преодолевать злость, обиды, зависть и негативные мысли.

Помоги мне прийти на помощь тем, кто ещё страдает.

Поддержи во мне бодрость духа и мужество встречать жизнь и не отгораживаться от неё, не избегать всей боли, ибо тем самым я избегаю и любви.

Освободи меня от иллюзий и страхов. Вдохновляй и направляй мои мысли сегодня, чтобы я был далёк от жалости к себе, нечестности, своекорыстных побуждений.

Покажи мне путь терпения, терпимости, милосердия и любви.

Я молюсь обо всех, к кому я не был добр, и прошу, чтобы им был дарован такой же мир, какой ищу я сам.

Через доверие к своей Высшей Силе мы обнаружили, что о нас позаботились удивительно и просто. Это дало нам новую уверенность и возрастающую веру. Наша победа над собственными проблемами вдохновила нас идти дальше, и мы также стали примером для других.

ШАГ ЧЕТВЁРТЫЙ

Провели тщательную и бесстрашную нравственную инвентаризацию самих себя

Слово «инвентаризация» произошло от латинского слова, которое обозначает «опись имущества» или «делать открытие». Среди определений «нравственный» есть значение «понимать различие между правильными и неправильными действиями». Рекомендуется помнить эти точные определения работая над Четвёртым Шагом.

Четвёртый Шаг был глубоким и смелым взглядом на себя со стороны и фиксацией того, что мы увидели. Глядя на себя в зеркало, мы старались открывать, какое поведение и отношение работало и какое не работало в нашем образе жизни. Целью упражнения было узнать себя и разобраться в хаосе наших жизней. Проводя инвентаризацию, мы получили ясную картину беспорядка и неуправляемости, которые держали нас в плену нашей зависимости.

Наш список также включал достоинства, наши положительные качества, которые, когда мы только перестали употреблять никотин, нам почти невозможно было увидеть. В рамках заботы о себе, было важно смиренно узнать эти личные качества и отнестись к ним как сильным помощникам. Именно они, как правило, помогают изменить или исправить старые отношения или поведение.

Согласно формулировке Четвёртого Шага, наша нравственная инвентаризация должна была быть «бесстрашной». И всё же большинству из нас было страшно, когда мы стояли на пороге этого шага, из-за склонности к отрицанию, которое наполняло нашу жизнь. Нам было очень страшно сделать то, к чему нас призывал Четвёртый Шаг, — пристально посмотреть на себя. Мы знали себя плохими людьми, неудачниками, ничтожествами, обманщиками, и мы на самом деле не хотели смотреть такой правде в глаза.

Но мы уже были на пути к тому, чтобы покончить с этими саморазрушительными представлениями. Оглядываясь назад на

Первый, Второй и Третий Шаги, мы поняли, что у нас есть позитивный настрой и руководство Высшей Силы, чтобы помочь нам в трудном деле. Мы вспомнили, что мы больше не одни.

Мы слушали, как другие люди в Анонимных Никотинозависимых делятся своим опытом по Четвёртому Шагу и узнавали, как они обнаруживали, что они не такие уж жалкие, как они того боялись. С доверием к опыту других и с помощью нашей Высшей Силы нам хватило мужества честно провести инвентаризацию самих себя. Мы набрались смелости сдаться своей Высшей Силе и позволить ей провести нас по Четвёртому Шагу.

Четвёртый Шаг говорит нам о том, что нравственная инвентаризация должна быть «глубокой». Это означает тщательность. Не существует волшебного измерительного прибора, который показывал бы нам, насколько, как глубоко, как долго нам нужно смотреть на себя. Но пересмотр должен быть доскональный, в наивысшую меру наших способностей на текущий момент.

Не бывает хорошей и плохой инвентаризации; инвентаризация могла быть только самой лучшей из того, что мы могли сделать. Наилучшая возможная инвентаризация, которую мы могли сделать—это та, которая делалась с абсолютной честностью, смирением, беспристрастностью, самоотверженностью и желанием. Она должна быть простая и тщательная. Очень важно было её сделать.

Многие из нас испытывали некоторую боль, делая Четвёртый Шаг. Но было важно помнить, что эта боль не являлась целью инвентаризации. Мы, скорее, старались воспользоваться инструментом, чтобы увидеть, как мы проживаем свою жизнь. Мы хотели перечислить, что для нас работало, а что нет, для того, чтобы иметь возможность опознать и прекратить действие бесполезных шаблонов нашего прошлого.

Мы хотели знать, как мы застряли в своём прошлом, для того, чтобы найти выход из этой ловушки, чтобы найти свободу от себя прошлых и свободу от никотина. Мы освобождались от вчерашнего дня для того, чтобы жить днём сегодняшним, каждый день, день за днём.

Так же, как не было правильного определения «хорошей» инвентаризации, не было и абсолютно «правильного» способа провести проверку. Мы увидели, что главным и необходимым было сделать это письменно. Изложение нашей инвентаризации на бумаге делало её более реальной, и таким способом нам было проще убедиться, что мы делаем это настолько глубоко и бесстрашно, насколько можем. Всё, что выскакивало наружу, ложилось на бумагу. Целью была тщательность. Не было ничего такого, что не принадлежало бы списку. Это было просто. Что приходило на ум, то шло в список.

Одним из способов начать были ответы на вопросы, предложенные в вопроснике Анонимных Никотинозависимых, в Части II этих материалов. Вопросник отлично выявляет то, что мы пытались получить от никотина. В ответах появились типичные модели поведения. Неожиданно возникали идеи. Эти модели и идеи исследовались далее.

Также можно использовать раздел по Четвёртому Шагу в Рабочей Тетради по Шагам. Участник сообщества (часто с помощью его или её спонсора) зачитывает текст и обсуждает вопросы. Некоторые могут считать работу по всей Тетради по Шагам частью «глубокой и бесстрашной» работы по Четвёртому Шагу.

Третий подход заключался в том, чтобы подумать о том, что в прошлом вызывало у нас положительные эмоции, и что— отрицательные, и как мы чувствуем себя, когда пишем об этом. Мы написали эти вещи и задали себе о них такие вопросы:

- Почему я так себя чувствую?
- На кого ещё это воздействовало?
- Является ли это частью модели поведения?
- Являюсь ли я ответственным за то, что произошло потом?
- Продолжаю ли я повторять это? Каким образом?

Мы написали обо всём, что вызывало отрицательные эмоции. Мы их проанализировали: откуда они пришли, как на нас повлияли, почему мы за них держались, и как это влияло на людей вокруг нас. Мы просили помощи у Высшей Силы по-настоящему посмотреть в зеркало, чтобы их увидеть.

Так же мы написали о том, что нам нравилось, начиная с того, с чем уже было покончено. Мы были чистые, мы больше не употребляли никотин. Мы продолжали думать о хорошем. Мы отдали себя под руководство Высшей Силы, чтобы изучить это как можно глубже.

Для других четвёртым способом инвентаризации стало написать список людей, учреждений, принципов или событий, которые, как мы чувствовали, играли важную роль в нашей жизни. Затем мы изучили, как они влияли и воздействовали на нас.

Как часть этого процесса изучения, мы смотрели на людей и события, которые вели к нашим прошлым страхам, ресентиментам, ненависти к себе или к тому, что мы продолжали находиться в ситуациях намного дольше того, когда они переставали быть полезными. Мы старались найти ответ, кто или что заставило нас чувствовать и думать негативно. Многое произошло очень давно. Для многих из нас было важно вернуться так далеко, насколько было возможно вспомнить, даже если подробности были размыты. Многое нас изумило. Что-то казалось мелким и незначительным, но, если это вообще выходило наружу, значит, было важным, и мы это писали. Что бы это ни было, главным для нас было освобождение от нашего прошлого путём изложения этого на бумаге.

Для тех из нас, кто находил написание таких списков слишком неясным, проще был пятый способ. Мы написали максимально честную личную историю, которая позволила нам увидеть, что привело нас к нашей зависимости. Из нашего понимания произошедшего мы получили лучшую картину того, где, почему и как мы пострадали, и каким образом этот ущерб с тех пор повлиял на наше поведение.

Было не нужно или даже невозможно понять, куда вела нас эта автобиография, пока мы продолжали писать. Другими словами, иногда, пока мы до конца не написали историю нашей собственной жизни, мы были не в состоянии вернуться к началу и увидеть отдельные события более крупно. Но с преимуществом укрупнённой картины то, что раньше виделось, как маленькая глупость, вдруг становилось значительной частью большой и понятной схемы.

Многие из нас, кто делал Четвёртый шаг раньше в другой Двенадцатишаговой программе, нашли необходимым переосмыслить свою инвентаризацию, чтобы уделить отдельное внимание особенному воздействию никотиновой зависимости на нашу жизнь. Например, мы обнаружили, что никотин заблокировал наши чувства, наше общение с другими людьми и с миром вокруг нас. Прятались ли мы за дымовой завесой или дымили на других людей, мы калечили себя, по-видимому, особым или особенно усугублённым никотином способом. При этом, наше выздоровление от других веществ, также как от никотина, получило дополнительное развитие, когда мы пересматривали наши предыдущие инвентаризации.

Четвёртый Шаг позволил нам увидеть себя ясно и без лишнего осуждения. Картина, которую он представил, помогла нам избавиться от страха перед тем, что мы можем увидеть, что мы на самом деле отвратительные. Четвёртый Шаг позволил нам почувствовать, что мы обычные люди, теперь в большем ладу с собой и другими людьми.

ШАГ ПЯТЫЙ

Признали перед Богом, собой и другим человеком истинную природу наших заблуждений

В ходе инвентаризации Четвёртого Шага мы приводили в организованный порядок весь хаос, растерянность и тревогу нашего прошлого. Мы произвели масштабный пересмотр своей жизни. Что же теперь?

Пятый шаг избавлял нас от старого хлама. Это была самая большая весенняя уборка в нашем доме, и её целью было удалить всю паутину, клубы пыли и другой мусор и грязь, которые накопились за долгую зиму нашего употребления. Нам нужно было заменить старый хлам новыми положительными мыслями и образом жизни. Это было освобождение—освобождение от того, что не работало, освобождение от того, что так долго держало нас в смертельных тисках никотина. Мы выбирались из мусорной ямы.

Успех в уборке от старого мусора в Пятом Шаге зависел от того, как мы его выкопали и разложили по кучкам в Шаге Четвёртом. Было недостаточно, однако, просто написать инвентаризацию. Что-то из нашего старья было в списке, но зарыто—заметено под ковёр. Мы знали, что оно там есть, но надеялись, что никто его не найдёт. Тем не менее, если мы действительно хотели убрать дом, старая грязь не могла оставаться спрятанной под половиком.

Таким образом, целью Пятого Шага было признаться в том, что мы обнаружили. Мы даже можем обнаружить то, что ошибочно отрицали или не признавали самые простые лучшие качества в себе. Мы сделали личное признание самим себе. Чтобы убедиться в том, что мы не обманываем, мы также признали всё перед своей Высшей Силой. Не важно, что мудрейший Бог уже знал об этом. Сам акт признания и смирение—вот, что было важно.

Пятый Шаг также требовал от нас поделиться своей инвентаризацией с другим человеком. Для многих из нас это было даже страшнее, чем признание перед Высшей Силой. Признание всех подробностей наших прошлых страданий перед другим человеком было очень конкретным, реальным и очень уничижительным. Оно требовало подавить нашу гордыню.

Смирение было сущностью Пятого Шага. Всё дело было в том, чтобы смириться. Пятый Шаг заставил нас осознать наши недостатки. Он был в том, чтобы мы стали скромными, а не гордыми или высокомерными. В том, чтобы мы больше не притворялись, не убегали и не прятались. Он был в том, чтобы мы стали настоящими и очень обычными людьми.

Пятый Шаг подразумевал, что мы делимся сокровенными личными вещами с кем-то, кому мы доверяли, и в этом процессе становимся смиренными. Мы умалялись до собственной сущности, до того, кем мы были на самом деле. Делясь своими глубочайшими секретами с другим человеком, мы открывались. Таким способом мы делали возможным своё выздоровление от никотиновой зависимости.

Становясь честными, мы получали свободу стать такими, какие мы есть. Мы обнажились и находились во всей своей неприкрытой красе без какой-либо маскировки, которая прятала нас раньше, когда мы были зависимы от никотина. Когда мы признались сами себе, нашей Высшей Силе и другому человеку в том, кто мы есть, мы стали свободными от наших прошлых страданий, свободными, чтобы любить себя и прекратить себя разрушать.

Мы были очень осторожными в выборе другого человека, которому мы решили открыться в Пятом Шаге. Задачей опыта была откровенность и честность, доверие и открытость. Это должен был быть такой человек, который позволил бы нам чувствовать себя абсолютно свободно и открыться, насколько это возможно. Для некоторых из нас это был наш наставник или другой человек из Анонимных Никотинозависимых. Для других это мог быть священник, врач или друг. Кого бы мы ни выбрали, это был человек, с которым, как мы считали, мы будем полностью честными и открытыми.

Когда мы откровенно делились своими секретами, то обнаружили, что мы были не настолько ужасными, как полагали. Каким-то образом, в процессе описания «самого плохого, что я когда-либо совершил», ужасность этого как-то уменьшалась. В конце концов, самые жуткие вещи оказывались совсем не такими уж страшными.

Мы также обнаружили, что все наши страхи, беды и предполагаемые недостатки не были уникальными. В процессе того, как мы открывались, наши поверенные часто делились с нами многими точно такими же вещами, о которых мы им рассказывали. Мы увидели, что наши проблемы и злоключения были просто частью человеческой природы. Мы не были ужасными. Мы смирились достаточно, чтобы признать, что мы были нормальными—и вели себя просто очень по-человечески.

Пятый Шаг. Вынести мусор из наших жизней. С благодарностью отпустить прошлое, чтобы подготовиться к настоящему. Мы можем получить новое духовное знание о нашем месте в человеческом обществе и позволить в полной мере жить в согласии с этим.

ШАГ ШЕСТОЙ

Полностью подготовили себя к тому, чтобы Бог избавил нас от всех наших недостатков

Перед тем, как начать Шестой Шаг, многие из нас нашли полезным поразмышлять и рассмотреть нашу работу до этого момента. Если мы были тщательными, мы уже проделали огромную работу, и порой довольно трудную.

Во время нашей медитации мы размышляли о первых трёх Шагах. Ещё раз мы приняли своё бессилие, ещё раз подтвердили свою веру и решение сдаться на попечение своей Высшей Силы. Мы осознали, что наше понимание процесса выздоровления стало глубже. Заключив, что исследование нашей жизни в Четвёртом и Пятом Шаге было настолько законченным, насколько мы были способны это сделать, мы были готовы предпринять Шестой Шаг.

Шестой Шаг — это переходный шаг. Это то, где мы действительно начали меняться. Нам необходимо было рассмотреть, что для нас означало это изменение. Через Четвёртый и Пятый Шаги мы узнали себя глубже, чем когда-либо. Мы столкнулись с тем, что работало для нас, а что — нет, а также увидели свои полезные и бесполезные качества. Мы пришли к пониманию того, что у нашего поведения были причины. В Шестом Шаге мы исследовали причины и мотивацию нашего поведения. С этим дополнительным знанием мы стали рассматривать более здоровые способы удовлетворения своих потребностей. Другими словами, мы подготовились к тому, чтобы Бог избавил нас от наших недостатков или бесполезных черт характера.

Мы увидели, что каждый изъян нашего характера имел две стороны. Каждый потенциально мог нам навредить, как мы видели в Четвёртом Шаге, но каждый мог также давать нам удовольствие или чувство принятия, или, возможно, был средством избежать стресса, страха или боли. Сейчас мы узнали, как привнести удовольствие в свою жизнь более здоровым способом. Мы увидели, как свою необходимость в признании можно удовлетворить без вреда для самих себя. Мы поняли, что, если страх и стресс признать и принять, их можно значительно уменьшить. Наша недавно обретённая вера не исключала боль, которую мы считали неотъемлемой частью жизни, но она дала нам мужество встречаться с ней и испытывать её, вместо того, чтобы употреблять никотин, чтобы подавлять или избегать её.

В работе по Шестому Шагу нам было полезно установить, в чём мы выигрывали и в чём проигрывали, проявляя свои дефекты характера. Мы начали понимать, почему мы делали определённые вещи и чего мы пытались этим добиться. Мы научились узнавать о том, что в этом процессе мы добивались также многого такого, чего совсем не хотели.

Например, мы осознали, что наш чрезмерно осуждающий подход к жизни работал как способ повышения нашего чувства собственного достоинства и помогал прикрывать наше чувство неполноценности и страха. В то же время мы начали понимать, что этот подход продолжал отделять нас от тех, кого мы судили. Он замкнул нас в ложном чувстве собственного превосходства. Он лишил нас честности в отношениях с другими людьми.

Как только мы поняли, чего мы на самом деле пытались достичь, мы разработали новые методы получения того же результата так, чтобы это не наносило нам вреда. В нашем поиске подлинной самооценки мы признавали наши собственные положительные качества и совершенствовали их. Нас больше не волновало, как нас воспринимают другие. Мы отказывались позволять чужому мнению влиять на нашу самоценность.

В наших попытках справляться с чувством неполноценности и страха мы пришли к пониманию, что это были нормальные человеческие чувства. Мы поняли и приняли свои недостатки. Иногда мы были недостаточно взрослыми. Иногда недостаточно молодыми. Мы не были супергероями. Мы не умели делать всё. Более того, мы живём в мире, иногда опасном, поэтому страх — это оправданное чувство.

Когда мы осознали, что эти чувства были приемлемыми, мы по-другому обратили на них внимание. Мы изучили, что же заставляло нас чувствовать себя неадекватно. Мы узнали, что так пугало нас. Вооружённые знаниями, к которым привели наши усилия, и с помощью своей Высшей Силы мы могли по-новому подготовиться к ситуациям, что уменьшало или устраняло чувства страха и несоответствия.

Когда мы стали понимать концепцию «готовности» к тому, чтобы нас избавили от наших недостатков, мы смогли рассмотреть, что значит быть «полностью» готовыми. У нас появилось желание отпустить и измениться. Понятие «полностью» было целью, к которой мы шли.

Нас успокаивала мысль о том, что мы стремимся к прогрессу, а не к совершенству. Мы мысленно возвращались к Третьему Шагу, где мы приняли решение препоручить нашу волю и нашу жизнь заботе Бога, как мы Его понимали. Мы подтвердили, что мы имели в виду *всю* нашу волю и *всю* нашу жизнь целиком.

В Шестом Шаге мы перешли из одного периода нашей жизни в другой. Мы узнали разницу между тем, что значит держаться за своё прошлое, и что значит отпустить его. Мы начали учиться переставать жить во вчерашней боли и, таким образом, начать жить в радости сегодняшнего дня. Сейчас мы были действительно готовы с чистой совестью попросить нашу Высшую Силу о помощи.

ШАГ СЕДЬМОЙ

Смиренно просили Его исправить наши изъяны

В середине Двенадцати Шагов, испытав облегчение от признания нашего бессилия перед никотином и после проведения глубокой моральной инвентаризации мы продолжали эту работу и попросили Бога исправить наши изъяны. Мы попросили нашу Высшую Силу убрать заграждения, которые мы возвели на нашем пути, из-за которых мы продолжали быть несчастными, бояться и были взаимодействовать с жизнью без нашего наркотика, никотина.

Сам по себе этот Шаг требовал лишь того, чтобы мы смиренно просили Бога исправить наши изъяны. Давайте сначала подумаем о том, что означает слово «смиренно». Некоторых из нас отталкивало это слово, потому что оно очень напоминало слова «униженно» и «унижение». Эти слова казались слишком негативными. Мы поняли, что слово «смиренно» не означает унижения нашего достоинства. То, что оно означает—это понимание нашего истинного места в общей системе вещей. Мы осознаём Высшую Силу как сущность, которая выше, совершеннее, гораздо более всеобъемлющая, чем мы сами. Высшая Сила была чем-то большим, а мы—чем-то меньшим, но не в плохом или уничижительном смысле, а лишь из уважения к нашей Высшей Силе. Это и есть правильное понимание смирения—как принятие наших самых настоящих и самых человеческих ограничений.

Принятие нашей абсолютно человеческой природы и наших человеческих пределов отличается от признания наших недостатков, которое мы сделали в Четвёртом Шаге. По мере того, как мы проходили Шаги с Четвёртого по Шестой, мы увидели, признали, рассмотрели и начали психологически отделяться от этих недостатков. Мы называли это «инвентаризацией» в Четвёртом Шаге, «ошибками» в Пятом Шаге, и «дефектами характера» в Шестом Шаге. Какое бы название ни было дано недействующим моделям поведения, мы поняли, что сама наша зависимость была главным примером. Мы также осознали, что чувства вины и стыда, которые мы испытывали из-за своих недостатков, были частью причины нашего употребления никотина. Когда мы принимаем эти недостатки, как нормальные человеческие ошибки, как преувеличенное срабатывание основных инстинктов, мы признаём наше несовершенство. Мы осознаём, что наши старые модели поведения не работали для нас или для других. Мы видим, что они сделали нашу жизнь неуправляемой.

Как отражение Второго Шага, мы пришли убеждению, что Сила, более могущественная, чем наша собственная, может вернуть нам здравомыслие. Вот где мы попросили Высшую Силу сделать это. Изучив различные альтернативные решения наших недостатков, мы готовы теперь предпринять Седьмой Шаг.

Некоторые из нас сделали этот Шаг, произнося следующие слова:

> «Моя Высшая Сила, я отдаю себя в твои руки и смиренно прошу освободить меня от моих дефектов характера, так, чтобы я мог помогать другим людям. Пожалуйста, даруй мне готовность, мужество и силу для того, чтобы через мои действия отражалась бы твоя любовь и мудрость. Аминь».

Мы обнаружили, что существует несколько способов сделать этот Шаг. Лучше всего работает для многих из нас молитва вслух в уединённом месте, где мы можем слышать то, что говорим, и размышлять над тем, что произносим. Это также можно делать в постели по пробуждению и перед тем, как подняться. Можно также делать это на коленях. Важно сказать наши слова. Они как сами по себе, так и вместе с другими молитвами и установками, могут сформировать основу хорошей ежедневной медитации.

Мы обнаружили, что эти слова могут сделать больше, чем послужить хорошим началом нашему дню. Они могут снять накал чувств и ситуаций на время достаточное, чтобы нам забыть о внезапном влечении к никотину. Когда мы думаем о том, как много раз наше решение не употреблять никотин рассыпалось когда мы сталкивались со сложными ситуациями и сильными эмоциями, мы узнаём нашу ограниченность. Седьмой Шаг заново включает наше осознание бессилия и наше стремление попросить помощи.

Нам часто трудно было просить о помощи. Мы хотели верить, что мы полностью самодостаточны и независимы. Наша готовность увидеть себя самих нуждающимися в помощи, которая была неотъемлемой частью Первого Шага, дала нам почувствовать пустоту. Когда мы начали работу по Второму Шагу, эта пустота заполнялась нашей верой в Силу, более могущественную, чем наша собственная. К своему великому удивлению мы обнаружили, что наше решение признать своё поражение, а также наша готовность попросить помощи у Высшей Силы или даже просто у человека, своего товарища, стало опытом освобождения. Это не только устранило невероятное давление, которое мы несли на себе, но мы также стали делать успехи. Фактически, само определение слова «успех» стало меняться. Исправление наших изъянов мы отдаём своей Высшей Силе. Мы узнали, что это зависит от нашей Высшей Силы, а не от нас—будут ли они исправлены и когда.

По мере того, как мы углубляем нашу осознанную связь со своей Высшей Силой, мы также надеемся углубить наше знание того, какова воля Высшей Силы для нас. Возможно, что таким образом мы придём к пониманию того, почему наша Высшая Сила оставляет нам возможность вести себя неэффективно. В конце концов, мы «приняли решение препоручить нашу волю и нашу жизнь заботе Высшей Силы, как мы Её понимали».

Никотин—хитрый, коварный, властный и терпеливый. Мы никогда не освободимся от своей зависимости. Работая над Седьмым Шагом и повторяя слова молитвы Седьмого Шага, мы просим *готовности, мужества и сил* у Силы, более могущественной, чем наша собственная, для того, чтобы через наши действия отражалась любовь и мудрость нашей Высшей Силы.

ШАГ ВОСЬМОЙ

Составили список всех людей, кому мы навредили, и обрели готовность возместить им всем ущерб

Мы продолжили своё путешествие по нашему ежедневному восстановлению от никотиновой зависимости в Восьмом Шаге, готовя себя к тому, чтобы возмещать ущерб всем людям, которым мы его нанесли, и преисполняясь желанием возместить им этот ущерб. Цель этого Шага—достичь свободы от вины своих прошлых поступков и отношений с другими людьми.

Мы определяем «ущерб», как любую форму физического, умственного и духовного вреда, который наши действия могли причинить другим людям. Если мы сохранили свою инвентаризацию Четвёртого Шага, возможно, у нас был и список людей, с кем мы имели негативные взаимоотношения. Для многих из нас это было началом Восьмого Шага. Мы рассмотрели всё пространство личных отношений и старались вспомнить людей, которых мы обидели. Чем ближе по времени и тяжелее были отношения, тем быстрее они вспоминались. Мы прошли по своей жизни в обратном направлении, прося руководства и направления у своей Высшей Силы, и написали имена этих людей на бумаге.

При подготовке списка тех, кому мы должны были возместить ущерб, зависимый внутри нас иногда пытался разукрасить наши мысли всякого рода объяснениями наших намерений. Это было правдой особенно в тех случаях, когда мы преждевременно ускоряли настоящие действия по возмещению ущерба, которое происходит в Шаге Девятом. Восьмой Шаг предлагает нам составить список и преисполниться желанием. Он не является шагом непосредственного возмещения ущерба. Мы оставались в Восьмом Шаге, а по Девятому Шагу работали в отведённый для него срок.

Когда мы смотрели на список людей, кому мы должны были возместить ущерб, мы выбросили из своей головы то зло, кажущееся или реальное, которое другие люди, возможно, причинили нам. Нашей задачей было не оценивать поведение

105

других людей, но рассматривать только свою часть взаимоотношений. Мы должны были помнить, что мы здесь для того, чтобы избавиться от завалов своего прошлого, а не для того, чтобы привлечь других к ответственности за их грехи.

Некоторые случаи ущерба имели непосредственное отношение к нашему употреблению никотина, особенно если в своём зависимом поведении мы не считались с другими людьми или вели себя эгоистично в присутствии семьи, друзей или коллег. Мы рассмотрели воздействие нашего курения на тех, кто находился рядом, помня, как о тех, кого мы знали, так и обо всех незнакомых людях, кто встречался на нашем пути. Мы также посмотрели на то, как мы участвовали в загрязнении окружающей среды, бросая окурки или выплёвывая табак на улицах города, и на горных тропах. Мы посмотрели на скрытый вред, который мы, возможно, нанесли нашим отношениям, используя сигареты в качестве барьера от близости, создавая настоящую дымовую завесу, удерживающую эмоциональную дистанцию между собой и людьми в нашей жизни. Если наше употребление никотина в любой форме стало причиной ущерба, такого как прожжённые сигаретами вещи или коричневые табачные пятна, мы составили список для возмещения убытков, которые мы нанесли.

Затем мы написали о причинённом нами вреде, который не относился непосредственно к нашей зависимости от никотина. Это включало тех, кому мы причинили зло из-за своего гнева, страхов, гордыни и других личных черт, которые мы изучили в Четвёртом Шаге.

Некоторые из нас сочли важным поставить в список возмещения ущерба себя. Столько разрушений, нанесённых употреблением никотина, дефектов, сопровождающих нашу зависимость от никотина, таких как одиночество и низкая самооценка, причинили огромный вред нашему собственному здоровью и нашей жизни.

Мы обнаружили, что недалеко продвинулись в новом образе жизни, пока не отследили и не сделали тщательное и беспощадное исследование завалов прошлого. Мы были неспособны построить лучших отношений с каждым человеком, которого знали, пока мы не «сделали уборку» для самих себя, перед Богом и перед другим человеком, а теперь—перед людьми, захваченными смерчем нашей жизни.

Впереди нас ждал долгий период восстановления. Покаянное бурчание и невнятное бормотание, что нам жаль, не работало. Наставник или друг, которому мы доверяли, мог помочь нам достичь объективности при подготовке к тому, чтобы идти к этим людям. Мы не сомневаясь просили совета у своих товарищей и просили нашу Высшую Силу даровать готовность перейти к Девятому Шагу.

ШАГ ДЕВЯТЫЙ

Напрямую возмещали причиненный этим людям ущерб, где это было возможно, кроме тех случаев, когда это могло повредить им или кому-либо еще

Восьмой и Девятый Шаги были нашей попыткой привести себя в гармонию с окружающим миром. Мы делали уборку дома, которая до этих пор выполнялась, в сущности, изнутри и являлась размышлением.

Мы возмещали ущерб в каждом случае с заботой и сочувствием. Взяв имя из нашего списка Восьмого Шага, мы размышляли о том, какого рода вред мы нанесли этому человеку. Сейчас пришло время приложить все наши усилия к тому, чтобы встать на место того человека в наших прошлых взаимоотношениях с ним или с ней. Каково это — побывать на другой стороне нашего скверного поведения? Как изменился взгляд этого человека на мир и на людей в результате того, что мы сделали? Повлияли ли наши действия на то, что другой человек потерял доверие к людям в целом? Мы спросили себя, каким образом мы могли оказать негативное воздействие на других людей.

Обычно такие раздумья пробуждали желание поправить дело. Видение ситуаций с точки зрения другого человека вызывало у нас внезапное и тревожное осознание боли или разочарования, которое причинили наши действия. И хотя благодаря этим чувствам возмещение ущерба становилось сердечным и искренним, мы не могли допустить, чтобы они привели нас к болезненным мыслям и угрызениям. Это уводило бы нас от позитивного направления наших действий, которое является важнейшим для этого шага.

Лучшим противовесом болезненности было спокойное, открытое поведение и прямой и честный подход. Мы поставили в качестве основы новообретённое осознание природы вреда, который мы нанесли, и, молясь о руководстве, спросили Бога о наилучшем способе исправить ущерб. Мы спрашивали в Сообществе и находили других людей, кто имел дело с похожими случаями возмещения ущерба. Мы консультировались с наставниками. Мы верили, что наша Высшая Сила направит наши мысли в ходе наших действий.

Разговаривая с людьми, которым мы причинили зло, мы объясняли, что наша зависимость от никотина находится в состоянии неопределённости, пока мы проходим духовную программу Анонимных Никотинозависимых. Программа подчёркивает, что нам необходимо исправить ошибки, которые мы допустили в прошлом, и наладить отношения с людьми, которым мы нанесли вред. И поэтому мы пришли к ним.

Мы переходили к объяснению требуемых подробностей того вреда, который, как мы чувствовали, мы причинили. Несмотря на то, что это не действовало мгновенно, долговременный эффект был мощным. Если мы были причиной материальной потери для человека, мы предлагали ему возместить её. Однако, чаще всего вред был эмоциональный и духовный по своей природе. Там, где был нанесён эмоциональный ущерб, мы приносили извинения и заявляли, что сейчас мы стараемся жить честно и в ладу с другими людьми.

Часто извиниться было недостаточно. Иногда человек, с которым мы говорили, относился к нам скептически, особенно если в прошлом мы уже приносили извинения, полные раскаяния, обещали изменить своё поведение, а потом просто возвращались на свои старые рельсы. Нам было важно менять своё поведение и возмещать ущерб своим образом жизни. Жить так, чтобы возмещать ущерб, означает действовать, руководствуясь здравомыслием и любовью по отношению к другим людям, которым мы до этого только давали обещания. Был недостаточно только извиниться за свои отрицательные поступки в прошлом и прекратить их в настоящем; сейчас мы должны были предпринимать позитивные действия с другими людьми и стараться установить правильные отношения с каждым, с кем мы соприкасаемся. Долговременное восстановление отношений приходит со временем, через последовательное поведение.

Мы также помнили о том, что мы делаем *свою* инвентаризацию, а не другого человека. Мы говорили о том, что сделали мы, а не о том, что сделал он. Даже если мы твёрдо верили в то, что другой человек внёс 90% в ситуацию, а мы—только 10%, мы говорили только о тех 10%, за которые мы несли ответственность. Мы были там только для того, чтобы мести свою сторону улицы. Если человек в порыве примирения говорил о своих действиях, мы просто слушали и благодарили его за комментарий. Мы не осуждали, не критиковали и не спорили.

Человек, к которому мы подходили, мог ответить гневом и непрощением. Однако мы не пытались навязать свою точку зрения таким людям. Мы принимали их чувства и выражали надежду на то, что в будущем они, возможно, смогут нас просить, и на этом мы останавливались и отдавали это Богу.

Мы должны были удостовериться, что не возмещаем ущерб таким способом, который мог бы нанести дальнейший вред или боль человеку, с которым мы имеем дело. Мы не раскрывали секретов, в которых мы хотели бы исповедоваться, но которые могли бы причинить боль другому человеку. Мы избегали такой эмоциональной разгрузки, которая дала бы эгоистичное эмоциональное облегчение исключительно нам самим.

Часто наше эгоцентричное поведение было причиной дискомфорта или наносило вред отдельным людям или группам людей, которые прошли через нашу жизнь, будучи неизвестными нам. Эти люди терпели наш сигаретный дым в замкнутом пространстве, например, в лифте, или видели наши незатушенные окурки во время отдыха на первозданной природе. В таких случаях многие из нас находили, что нам необходимо возмещать ущерб миру в целом. Мы искали способы оплатить наш долг миру за тот вред, который мы ему причиняли раньше. Это могло иметь форму работы в группе добровольцев по защите окружающей среды, могло быть служением в Анонимных Никотинозависимых, или быть другой, менее формальной деятельностью, полезной людям.

В определённых случаях мы не могли возместить ущерб непосредственно тем людям, которым навредили. Возможно, они уже умерли, либо мы потеряли с ними связь, либо они отказывались с нами встречаться. В этих случаях мы находили, что концепция «возмещения ущерба миру в целом» работает. Если мы были плохими сыновьями и дочерями уже ушедшего родителя, мы предпринимали действия по отношению к другим людям, чьи ситуации были похожи; мы опекали, помогали и любили пожилых людей. Если мы не могли общаться с человеком, который из-за нас пострадал, мы возмещали ущерб в реальной жизни кому-то, с кем могли взаимодействовать.

В своих объяснениях того, что мы делаем, мы обычно упоминали Анонимных Никотинозависимых и то, как они привели нас к теперешней ситуации. Однако объяснение нашей программы или новообретённой духовности не являлось нашей задачей. Если разговоры о программе и духовности вызывали у людей неловкость, мы не акцентировали эти вещи, а просто принимались за дело возмещения ущерба.

Возмещение ущерба занимает какое-то время. В процессе мы учились терпению. Требуется мужество и готовность продолжать курс действий, когда результат непредсказуем. Мы учились планировать порядок наших действий, решительно исполнять его и принимать результат, каким бы он ни оказывался. Мы шли дальше, зная о том, что это работает не только для того, чтобы мы оставались свободными от никотина, но также для того, чтобы помочь нам обрести новые гармоничные отношения с другими людьми и уменьшить наше чувство изолированности и одиночества.

Сделав всё возможное, мы могли восстановить эмоциональную и материальную безопасность, которую мы нарушили через тех людей, которым причинили зло, мы стали видеть мир в другом свете. Мы знали теперь, что наши поступки имеют в этом мире гораздо более широкое распространение, чем мы когда-либо могли себе представить. Как результат нашего признания бессилия перед никотином, мы наконец-то пришли к пониманию подлинной сути нашей силы. В этом поиске мы постепенно обнаруживали, как растёт наше знание о других людях и терпимость к ним, и мы впервые в нашей жизни почувствовали себя действительно комфортно на своём месте в человеческом обществе.

ШАГ ДЕСЯТЫЙ

Продолжали проводить личную инвентаризацию и, когда совершали ошибки, сразу же признавали это

В течение первых девяти Шагов мы были сосредоточены на том, чтобы обнаружить и отпустить проблемы нашей прошлой жизни, а также знакомились со своими положительными качествами и достоинствами. Мы препоручили нашу волю и нашу жизнь заботе Бога/Высшей Силы как мы понимали Её. Мы обустроили место действия для того, чтобы войти в оставшуюся жизнь с радостью и свободой.

Десятый Шаг помогает нам ежедневно держать под контролем своё развитие в этой новой жизни. Мы исследуем наши ежедневные действия и взаимодействия с другими людьми на постоянной основе. Каждый день мы узнаём какую-либо проблемную зону в нашем поведении. Мы возмещаем ущерб тем, кого мы, возможно, обидели, и благодарим Бога и себя за наши успехи.

Этот Шаг помогает нам вести себя правильно по отношению к себе, другим людям и к Высшей Силе. Разумное поведение и разумное мышление являются важными для выздоровления от никотиновой зависимости. Через этот Шаг нам даётся возможность поддерживать свою ответственность в стремлении к открытости, честности, смирении и любви к себе и к другим людям. Это наш путь к миру и душевному покою. Он очищает нам дорогу к сближению с собой, с другими людьми и с нашей Высшей Силой. Десятый Шаг помогает нам соблюдать такое поведение, которое необходимо для того, чтобы продолжать жить свободно от употребления никотина.

Десятый Шаг требует от нас постоянно осознавать, как наши действия влияют на жизнь людей вокруг нас. Это помогает нам сохранять понимание того, что мы настолько же важны для выздоровления других людей, насколько они важны для нашего выздоровления. Мы учимся быть ответственными за те ценности, которыми дорожим в отношениях с другими, такими как открытость, честность и правдивость. Десятый Шаг даёт нам непосредственное знание того, что эти ценности являются руководством в нашем поведении.

Ежедневная работа по этому шагу предоставляет нам постоянную информацию и о наших успехах, и о наших камнях преткновения. Она может открыть нам, сколько раз нам нужно возмещать ущерб другим людям перед тем, как у нас не появится готовность изменить собственное поведение. Мы начинаем видеть своё сопротивление изменениям, открытости, честности и смирению. Мы способны видеть борьбу, которая в нас происходит, особенно когда мы не хотим видеть свои ошибки или извиняться за свои действия, которые обидели кого-то. От признания нашего сопротивления приходит сила, которая может дать нам смирение, возможно, необходимое для того, чтобы просить помощи.

Десятый Шаг помогает нам сохранять чистой свою сторону улицы. Это отличное напоминание о том, что нам нужно обращать внимание на себя. Когда мы способны это делать, мы в целом больше уверены, что мы всё ещё двигаемся в правильном направлении. Усиливается наша вера в то, что обещания разума и душевного покоя исполнятся для нас.

ШАГ ОДИННАДЦАТЫЙ

Стремились путём молитвы и медитации улучшить свой осознанный контакт с Богом, как мы понимали Его, молясь лишь о знании Его воли для нас и о силах для ее исполнения

Мы тратили свою жизнь, отдаляя самих себя от внутреннего спокойствия. Мы нагромождали облака сигаретного тумана между самими собой и своей Высшей Силой до такой степени, что не могли увидеть нашу Высшую Силу. Одиннадцатый Шаг—это то, что мы делаем, чтобы разогнать туман и увидеть самих себя и свои отношения с Богом в ясном и прозрачном свете. Он усиливает связь между нами и нашей Высшей Силой. Если разбить формулировку шага на меньшие компоненты, это может помочь нам рассмотреть его важность.

«Путём молитвы и размышления ...»
Каждый человек волен прийти к своему собственному пониманию того, что значит молитва. Некоторые рассматривают молитву как «повышенное осознание интуиции». Другие видят её как разговор с высшей частью себя или как разговор с Богом. Некоторые люди уже установили свою форму молитвы до того, как попали в программу. У таких людей, возможно, не было проблемы с тем, чтобы начать устанавливать связь с Высшей Силой. Другие находят, что молиться трудно, если не невозможно. Важно делать всё, что бы от нас ни потребовалось, чтобы укрепить связь между нами и силой, более могущественной, чем мы сами. Люди, у которых есть трудности с молитвой, могут также попросить помощи у своих товарищей из Анонимных Никотинозависимых. Особенно на этой стадии может помочь наставник, делясь своим опытом, силами и надеждой.

Нет правильных или неправильных молитв, способов молиться или мест для молитв—но нам очень важно искренне искать волю и руководство нашей Высшей Силы. Пусть работает всё, что работает, и другие не должны об этом судить. Некоторые чувствуют, что они молятся, только если они стоят на коленях, смиряя себя перед своей Высшей Силой. Другие молятся во время работы, прогулок или во время вождения машины. Мы убедились, что очень полезно начинать наш день с молитвы, прося у Бога руководства, и направлять наши мысли и действия к Богу. Ночью перед сном мы проводим какое-то время, мысленно перечисляя всё, за что мы должны быть благодарны сегодня—за ещё один день свободы от никотина, за наше здоровье, за друзей и любимых, за работу и дом и т.д. Мы можем поразмышлять о переменах, которые произошли в нашей жизни с тех пор, как мы перестали употреблять никотин и прекращали цепляться за свои эгоистические и самовольные привязанности.

В прошлом многие из нас молились Богу только для того, чтобы попросить о каких-то вещах или результатах. Сейчас мы спрашиваем себя: «Как я могу просить какого-то определённого исхода, когда я не могу всегда знать наверняка, что хорошо для меня или для кого-то ещё»? Принятие, а не контроль—вот ключ. До тех пор, пока мы просим чего-то определённого, мы не отпускаем свою жизнь и не пускаем в неё Бога. Когда мы с открытым сердцем прислушиваемся к нашей Высшей Силе, нам даётся гораздо больше чем то, о чём мы когда-либо могли мечтать. Вместо того, чтобы просить о том, что мы хотим, и о том, что, по нашему мнению, нам необходимо, мы обращаем всё внимание на том, чтобы предоставить себя Высшей Силе, и готовы действовать, руководствуясь духовными принципами.

Как и молитва, техники медитации могут быть самыми разнообразными, и каждый человек может найти свой путь. Медитация ведёт нас к тому, чтобы стать спокойными, открытыми и восприимчивыми. Она помогает нам заглянуть внутрь себя, успокоиться и освободить место в себе для того, чтобы его заполнила Высшая Сила. Если сидеть спокойно перед свечой, это поможет обрести состояние внутреннего умиротворения и целенаправленности. Также можно сидеть в одиночестве на пустынном пляже или под деревом в горах или на стуле за столом на кухне. Один из способов начать медитацию—просто сесть неподвижно, сосредоточившись на своём дыхании во время вдоха и выдоха. Пусть диафрагма работает—просто наблюдать, что происходит. Другой инструмент, который некоторые используют — мысленно представлять себе Бога в своём сердце. Позволить Ему увеличиваться и занять ваше тело, комнату и весь мир.

« ... углубляли осознанную связь с Богом ... »

Каковы бы ни были наши действия по Одиннадцатому Шагу, самое важное, чтобы они были. Это шаг действия. И хотя многие из нас начинают делать Одиннадцатый Шаг всего по несколько минут в день, через свой опыт мы обнаружили, что иметь связь с нашей Высшей Силой возможно в любой момент дня или ночи. Несмотря на то, что это очень трудно, это возможно. Многие находят, что, чем больше у них контакт со своей Высшей Силой, тем более умиротворёнными они становятся.

Некоторые открыли для себя полезные инструменты для достижения более постоянного контакта с Силой, более могущественной, чем наша собственная, и вот некоторые из них:

- Просить Высшую Силу о помощи при принятии решений.
- Выполнять все действия так, как будто это наш подарок Богу.
- Создать образ Высшей Силы в воображении (например, как пламя свечи или океан) и как можно больше представлять себе этот образ.
- Думать о себе, как об инструменте в руках Бога.
- Повторять для себя девизы программы.
- Думать о себе, как о клеточке тела нашей Высшей Силы или как о звезде во Вселенной

« ... как мы понимали Его ... »

Нас ведут к тому, чтобы найти, узнать и понять Бога/ Высшую Силу, которая работает для нас. Для этого не существует правил. Высшая Сила может быть внутренним голосом, природой, другими людьми или скалой. Программа может работать, только если мы свободны в изучении своих личных путей и осознаём опыт общения с Высшей Силой, который нам необходим на сегодняшний день.

Полезно помнить, что поиск понимания Высшей Силы — это процесс, а не одномоментное событие. У нас впереди вся наша жизнь для поиска Высшей Силы, смысла, ответов на свои вопросы. Нет никакой спешки. Сегодняшнего дня достаточно. Наша Высшая Сила даст нам то, что нам необходимо найти, и поможет сделать то, что нам необходимо сделать.

« ... молясь лишь о знании Его воли, которую нам надлежит исполнить ... »

Откуда мы знаем, какова воля Высшей Силы для нас? Иногда проще думать о том, что не является волей нашей Высшей Силы. Употреблять никотин дальше — не является волей Высшей Силы. Употребление никотина уводило нас прочь от Высшей Силы. То, что мы прекратили употреблять никотин, стало приближать нас к Высшей Силе.

Если мы концентрируем своё внимание на молитве о Божьей воле и о том, чтобы её исполнить, наши собственные второстепенные желания и эгоистические нужды начинают уменьшаться. Мы становимся спокойнее и живём в соответствии с природой своей собственной сущности. Мы обнаруживаем, что плоды наших действий — это забота Бога, а не наша. Мы становимся больше вовлечены в действие, и меньше озабочены результатами. Жизнь проще, когда мы убираем с дороги своё эго и твёрдо устремляем наши умы и сердца к нашей Высшей Силе.

« ... и о даровании силы для этого ... »

Последнее, что нам предлагается в Одиннадцатом Шаге — это молиться о даровании силы для исполнения воли Бога. Некоторые видят эту силу как готовность, стремление, принятие, мужество и преданность. Другие соединяют всё это воедино и называют это верой. Верить не означает быть глупым или слепым. Вера означает принятие с открытыми глазами и любящими сердцами той жизни, которая нам предстоит, со знанием того, что о нас позаботятся, и что мы получим то, что нам нужно. Некоторые говорят, что вера — это наши отношения с Богом. Когда мы избавляемся от старых привычек, желаний и привязанностей, мы испытываем потребность приблизиться к чему-то другому. Одиннадцатый Шаг предлагает нам приблизиться к нашей Высшей Силе и взращивать нашу веру, чтобы исполнять волю Высшей Силы.

Никто не совершенен. Но если наши мотивы чисты, неэгоистичны и направлены к нашей Высшей Силе, Одиннадцатый Шаг приведёт нас к основательному и устойчивому душевному покою.

ШАГ ДВЕНАДЦАТЫЙ

Испытав духовное пробуждение в результате этих шагов, мы старались нести эту весть тем, кто употребляет никотин, и применять эти принципы во всех наших делах

Тема Двенадцати Шагов является нашей новой жизненной дорогой—мы обрели свободу, радость и душевный покой через духовное пробуждение. Сила Двенадцатого Шага в том, что он даёт нам жизненное руководство на всю оставшуюся жизнь. У этого шага три составляющих. Первая—это «духовное пробуждение». Это относится, конечно, к тому, где мы были в прошлом и что с нами произошло. Вторая и третья части—«нести послание» и «применять эти принципы»—это жизненное руководство для нашего будущего.

Если мы оглянемся назад на выполнение предыдущих Шагов, понятно, что мы видим процесс духовного пробуждения. Происходил медленный рост и изменения. Признание неуправляемости, которую наша зависимость от никотина распространяла на нашу жизнь, и то, что мы научились принимать бессилие, произошло не без наших усилий. Это стоило нам труда.

Для многих из нас было непросто начать жить с понятием Высшей Силы и начинать «отпускать, и впускать Бога». Мы барахтались, сопротивлялись и боролись. Но постепенно нам удалось снять ещё один слой луковой шелухи, и мы прошли через Второй и Третий Шаги. Мы продолжали развиваться, расти и жить осознанно.

Процесс продолжался. Постепенно, шаг за шагом, мы пробивали себе дорогу из своего глубокого забытья. Через то, что несомненно было величайшей схваткой нашей жизни, мы проснулись к здоровому восприятию себя и своей жизни.

Для многих перемена включала в себя осознание значимости того, что мы живём на этой планете, что мы живы, и что для нас есть радость и счастье сегодня, здесь и сейчас.

С этого времени мы очнулись от медленного самоубийства употребления никотина, когда наш дух тонул в огромном океане ненависти к себе, прибитый бесконечными волнами жажды никотина, страхов и неудач. У нас получилось найти способ, чтобы взобраться на гребень этих волн и ехать на них верхом и получать удовольствие, вместо того, чтобы позволять им ударяться о нас, вбивая нас в песок. Мы нашли доску для серфинга. Мы нашли Высшую Силу. Мы нашли силу, чтобы спастись от самих себя. Постепенно нам удалось подключить внутренний источник нашей собственной системы убеждений, наше собственное воображение и нашу собственную веру — в Бога, как мы понимали Его. В то, что Бог — это кто-то, что-то, кто бы и что бы это ни было, сильнее, чем мы.

Мы стали понимать, что тот болезненный дискомфорт, который мы испытывали, как зависимые от никотина люди, — разрушительное восприятие себя, неадекватность, депрессия, ложная бравада, неразумная агрессивность и мрачная ненависть к себе — всё это вырастало из укоренившегося чувства одиночества и страха. Мы думали, что можем справиться сами. Мы были одни, и пытались заглушить боль при помощи никотина.

В конце концов, мы смогли увидеть безумие, вызванное одиночеством, навязанное нами самим себе. И тогда мы позволили себе найти спутника, которого мы назвали Высшей Силой.

Мы учились работать над тем, чтобы находиться в контакте со своей душой, со своей Высшей Силой. Мы обнаружили способность оставаться спокойными, несмотря на взлёты и падения. Мы обнаружили, что можем ездить верхом на волнах.

С этим открытием жизнь превратилась и остаётся серией маленьких чудес и нарастающего чуда. Мы стали менее склонны вариться в саможалости и тяготиться по поводу заката своей уходящей жизни, если мы признали, приняли и поприветствовали своё собственное духовное начало. Когда мы нашли умиротворение в путешествии по своей жизни, каждый её момент является собственной наградой. Каждый момент становится заветным и обогащает нас, потому что мы учимся жить сегодня, здесь и сейчас. Каждая капля дождя и каждый наш вздох, гора, на которую мы взбираемся и неудача, которую мы терпим, каждое дуновение или порыв ветра одинаково значительны, потому что мы проживаем этот опыт. Они существуют, и когда мы существуем, как их часть, мы не одни. Когда мы не одни, у нас нет необходимости убивать себя никотином.

Вот то, что мы подразумеваем, когда говорим о духовном пробуждении. Вот что произошло через прохождение этих Шагов.

Тем не менее, мы остаёмся зависимыми. И когда мы начинаем испытывать радости, которые нам даёт свобода от употребления никотина, у нас есть риск снова подумать, что мы можем всё контролировать. Это тот риск, которому подвержен каждый зависимый человек. По мере того, как страдания из-за нашего никотинового прошлого уменьшаются, соблазны, которые привели нас к беде, возвращаются. Это подводит нас к следующим частям Двенадцатого Шага—к плану действий, которые необходимы для того, чтобы оставаться свободными от никотина.

Мы узнали, что наилучшим способом не позволить безумию вновь захватить контроль над нашей жизнью, является то, чтобы делиться нашим новым жизненным даром с теми, кто всё ещё страдает. Мы называем это «нести послание». Мы делаем это двумя способами: мы отдаём дар, который мы получили, говоря о своём опыте, и мы делаем свою жизнь примером для других.

Мы несём послание тем, кто всё ещё употребляет никотин, делясь с ними своим опытом, силой и надеждой. Это просто, и это безопасно. Мы знаем о чудесах своей собственной жизни, и мы можем делиться этим с людьми, всё ещё страдающими. Тем не менее, в своих высказываниях нам нужно быть достаточно внимательными, помня, что это только *наш* опыт, и больше ничей.

Мы делимся своими силами через честность и смирение. Более того, мы делимся той радостью, которую обрели, подключаясь к новому источнику положительной энергии и счастья, которое мы находим, отдаваясь силе, более могущественной, чем наша собственная—своей Высшей Силе.

Когда мы делимся даром своих собственных чудес, каждый раз делая это с благодарностью, не важно, насколько маленьким может казаться каждое отдельное свершение, оно несёт для нас свои уроки и свою награду. Мы отдаём то, что получили, и благодаря этому получаем даже больше. Мы, те, кто побывали в глубинах отчаянья и агонии, учимся, когда помогаем другим подняться из того ужасного места. Наша радость только растёт, когда мы видим, как другим помогает то, чему мы научились для себя. Нам радостно помогать новичку пройти через всего один порыв страстного влечения к никотину, потому что мы все так хорошо знаем, что каждый порыв может быть смертельным.

То, что мы на самом деле можем сделать, чтобы помочь человеку, употребляющему никотин, пройти через этот порыв, может быть чем-то очень простым, не более чем разговор всего пару минут или дружеское объятие, или рукопожатие. Мы знаем эту боль, потому что сами её испытали. Наша радость от помощи не уменьшается от простоты того, что мы делаем, потому что мы понимаем значение этого.

Помогая другим, мы учимся состраданию, терпению и терпимости. Эти чудесные дары помогают нам принимать себя и вновь подтверждать своё собственное достоинство и рост. Наше собственное простое и честное послание выздоровления от никотиновой зависимости обладает невероятной силой. Тем, что мы присутствуем на собраниях, где нас можно видеть, и где мы доступны, мы выполняем самое лучшее служение, какое только возможно. Чем больше мы принимаем участия, и чем мы активнее, тем лучше мы можем нести послание и тем лучше это делаем. Мы не стараемся кого-то обратить.

Мы показываем путь своим примером. Это третья часть Двенадцатого Шага. Мы практикуем принципы выздоровления — принципы, которые мы узнали через процесс прохождения Двенадцати Шагов — и мы применяем их во всех наших делах. Эти принципы включают принятие, отказ от своеволия, смирение, терпимость и терпение, готовность и открытость, любовь, надежду, веру, доверие и радость.

К тому же, когда мы применяем эти принципы во всех наших делах, мы делаем прекрасную работу по донесению послания. Другие люди, которые знали нас до этого, не могут не заметить в нас изменения, которые происходят в нас по мере нашего движения в выздоровлении. Мы несём послание тем, что сами всё время находимся в процессе выздоровления.

То, что начиналось, как отчаянная попытка прекратить употребление никотина, сейчас расцвело и выросло в жизненную свободу. С благоговением и кротостью мы учимся наслаждаться самыми ценными дарами из всех — принятием своей собственной человеческой природы и осознанием того, что мы не одни.

Как сама жизнь, Шаги являются процессом и циклом. Мы проживаем Шаги, применяя их позитивные принципы во всех наших делах. Двенадцатый Шаг — это не конец. Это вся оставшаяся жизнь. Это свобода, радость и душевный покой.

Добро пожаловать в Анонимные Никотинозависимые!

ЧАСТЬ IV
ДВЕНАДЦАТЬ ТРАДИЦИЙ АНОНИМНЫХ НИКОТИНОЗАВИСИМЫХ

1. Наше общее благополучие должно стоять на первом месте, личное выздоровление зависит от единства Анонимных Никотинозависимых.

2. В делах нашей группы есть лишь один высший авторитет — любящий Бог, воспринимаемый нами в том виде, в котором Он может предстать в нашем групповом сознании. Наши руководители — лишь облечённые доверием исполнители, они не приказывают.

3. Единственное условие, чтобы стать членом Анонимных Никотинозависимых — это желание бросить употребление никотина.

4. Каждая группа должна быть самостоятельной, за исключением дел, затрагивающих другие группы или Анонимных Никотинозависимых в целом.

5. У каждой группы есть лишь одна главная цель — нести своё послание людям, зависимым от никотина, которые всё ещё страдают.

6. Группе НикА никогда не следует поддерживать, финансировать или предоставлять имя Анонимных Никотинозависимых для использования какой-либо родственной организации или посторонней компании, чтобы проблемы, связанные с деньгами, собственностью и престижем не отвлекали нас от нашей главной цели.

7. Каждой группе Анонимных Никотинозависимых следует полностью опираться на собственные силы, отказываясь от помощи извне.

8. Анонимные Никотинозависимые должны всегда оставаться непрофессиональным объединением, однако наши службы

могут нанимать работников, обладающих определённой квалификацией.

9. Сообщество Анонимных Никотинозависимых никогда не следует обзаводиться жёсткой системой управления, однако мы можем создавать службы или комитеты, непосредственно подчинённые тем, кого они обслуживают.

10. Сообщество Анонимных Никотинозависимых не придерживается какого-либо мнения по вопросам, не относящимся к его деятельности, поэтому имя НикА не следует вовлекать в какие-либо общественные дискуссии.

11. Наша политика во взаимоотношениях с общественностью основывается на привлекательности наших идей, а не на пропаганде, мы должны всегда сохранять анонимность во всех контактах с прессой, радио, телевидением и кино.

12. Анонимность—духовная основа всех наших Традиций, постоянно напоминающая нам о том, что главным являются принципы, а не личности.

Двенадцать Традиций перепечатаны и адаптированы с разрешения Alcoholics Anonymous World Services Inc.—Всемирного офиса Обслуживания Анонимных Алкоголиков, Инк. Разрешение перепечатать и адаптировать Двенадцать Традиций не означает, что АА является частью этой программы. АА является программой выздоровления от алкоголизма—использование Двенадцати Традиций в связи с программами и деятельностью по образцу АА, но касающимися других проблем, не предполагает иных случаев.

Двенадцать Традиций Анонимных Алкоголиков

1. Наше общее благополучие должно стоять на первом месте, личное выздоровление зависит от единства Анонимных Алкоголиков.

2. В делах нашей группы есть лишь один высший авторитет— любящий Бог, воспринимаемый нами в том виде, в котором Он может предстать в нашем групповом сознании. Наши руководители—лишь облечённые доверием исполнители, они не приказывают.

3. Единственное условие, чтобы стать членом Анонимных Алкоголиков—это желание бросить пить.

4. Каждая группа должна быть самостоятельной, за исключением дел, затрагивающих другие группы или Анонимных Алкоголиков в целом.

5. У каждой группы есть лишь одна главная цель—донести смысл наших идей до других Алкоголиков, которые всё ещё страдают.

6. Группе АА никогда не следует поддерживать, финансировать или предоставлять имя Анонимных Алкоголиков для использования какой-либо родственной организации или посторонней компании, чтобы проблемы, связанные с деньгами, собственностью и престижем не отвлекали нас от нашей главной цели.

7. Каждой группе Анонимных Алкоголиков следует полностью опираться на собственные силы, отказываясь от помощи извне.

8. Анонимные Алкоголики должны всегда оставаться непрофессиональным объединением, однако наши службы могут нанимать работников, обладающих определённой квалификацией.

9. Содружество Анонимных Алкоголиков никогда не следует обзаводиться жёсткой системой управления, однако мы можем создавать службы или комитеты, непосредственно подчинённые тем, кого они обслуживают.

10. Содружество Анонимных Алкоголиков не придерживается какого-либо мнения по вопросам, не относящимся к его деятельности, поэтому имя АА не следует вовлекать в какие-либо общественные дискуссии.

11. Наша политика во взаимоотношениях с общественностью основывается на привлекательности наших идей, а не на пропаганде, мы должны всегда сохранять анонимность во всех контактах с прессой, радио, телевидением и кино.

12. Анонимность—духовная основа всех наших Традиций, постоянно напоминающая нам о том, что главным являются принципы, а не личности.

ДВЕНАДЦАТЬ ТРАДИЦИЙ*

Есть лишь одна предпосылка для гибели любого общества или цивилизации— когда люди забывают, откуда они пришли.

Карл Сандбург

Введение

Двенадцать Шагов, основанные на многовековых общечеловеческих духовных принципах, описывают наш собственный путь выздоровления. Сила личного выздоровления заключается в том, что один человек несёт послание другому, не думая о личной выгоде или финансовом вознаграждении—и это работает.

Двенадцать Традиций является для сообществ выздоровления тем же, чем являются Двенадцать Шагов для человека. Они имеют духовную значимость как сами по себе, так и как равный спутник Шагов. Приветствуется, если группы уделяют достаточное время для обсуждения Традиций, а спонсоры подчёркивают их мудрость для новичков. Если Традиции размываются, ослабляются или забываются, выживание группы или личное выздоровление может быть поставлено под угрозу.

Билл Уилсон (со-основатель Анонимных Алкоголиков) первым обозначил Традиции как квинтэссенцию общего опыта групп ранних Анонимных Алкоголиков (АА). Это результат проб и ошибок, иногда серьёзных ошибок. Он расширил их до их настоящей формы, и они были утверждены в 1950 году на Международной Конвенции АА в Кливленде.

Традиции выдержали проверку временем. Они обеспечивают испытанное руководство для групп, в то же время, принимая во внимание индивидуальность. Как остро замечает Уилсон в первой традиции АА—«На наковальне опыта выкована структура нашего Сообщества».

Традиции разрабатывались в течение долгого времени в ответ на возникающие проблемы. Они основаны в частности на опыте общего благополучия Анонимных Алкоголиков. Наше сообщество приняло их, потому что они хорошо послужили АА.

Наше сообщество является некоммерческим и непрофессиональным, наши руководители, только облечённые доверием служители. Никто не может сказать другому: «тебе нельзя этого делать», или «ты должен сделать это». Если группа не в состоянии соблюдать Традиции, у неё есть риск возможного беспорядка и конфликтов. Беспорядок и конфликты могут отвернуть новичков, лишая их пользы, которые должны предложить Анонимные Никотинозависимые.

Традиции обеспечивают форму и единство всему нашему сообществу. Они помогают направлять местные группы способом, который был выработан, принося выздоровление многим людям многие годы. Они ненавязчиво сохраняют внимание на нашей главной цели и дают уверенность, что каждый член нашего сообщества может пойти на любое наше собрание и найти те же основные духовные принципы в работе. Они обустраивают безопасное место для каждого человека, подчёркивая важность единства группы. Смирение является основанием, на котором построены Традиции. Традиции защищают наше сообщество от наших личных недостатков, они защищают нас от самих себя и сохраняют нас в надлежащей форме, точно так же, как и Шаги.

Давайте же будем продолжать углублять наше понимание этих принципов для того, чтобы наше выздоровление и наше сообщество продолжало расти и служить всем, кто стремиться к свободе от никотина.

ПЕРВАЯ ТРАДИЦИЯ

Наше общее благополучие должно стоять на первом месте, личное выздоровление зависит от единства Анонимных Никотинозависимых

Означает ли это, что каждый человек должен соглашаться со всеми аспектами программы? Конечно, нет! Предложение из «Большой Книги» АА, которое представляет Шаги, гласит: «Вот предпринятые нами Шаги, которые *предлагаются* (подчёркивается) как программа выздоровления. Точно также Традиции используют слова «должны» и «нам следует» как *рекомендацию,* предложенную опытом.

Наша Первая Традиция напоминает нам о том, что наше общее благополучие стоит на первом месте. Ставя на первое место наше общее благополучие, мы ставим самих себя на второе место. Каждый отдельный член Анонимных Никотинозависимых является частью единого целого. Анонимным Никотинозависимым необходимо жить единой организацией для того, чтобы мы, как отдельные личности, могли продолжать жить свободно от никотина. Мы приходим к пониманию того, что каждому из нас необходимо усваивать принципы выздоровления, потому что наша жизнь зависит от нашей приверженности духовным принципам. Каждый, мы «один за всех», а как группа, мы «все за одного». Как сообщество, мы остаёмся объединёнными ключевыми вопросами выздоровления. Если это не так, мы ставим под угрозу личное выздоровление и рискуем ослабить узы нашего сообщества.

Один из наших ключевых вопросов был адресован групповым сознанием Всемирной Конференции по обслуживанию 1988 года, которая сформировала чёткое понимание для нашего определения *воздержания*. С 1988 года мы определяем воздержание, как «состояние, которое начинается при полном прекращении употребления никотина». Хотя наше название в то время было *Анонимные Курильщики,* мы коллективно согласились с тем, что нашей первой задачей было воздержание от никотина, а не от какого-то определённого способа его употребления. В 1990 году мы были переименованы в Никотин Анонимно *(рус.яз. «Анонимные Никотинозависимые» прим.ред.),* что расширило наше осознание и охват программы, чтобы применять её к зависимости от никотина в *любых* формах.

В соответствии с Десятой Традицией, у нас «нет мнения по вопросам, не относящимся к нашей деятельности», таким, как любой продукт, используемый для помощи при отказе от употребления. Сообщество в целом и, разумеется, каждая группа предоставляет структуру и единство цели, которые помогают нам приветствовать всех, без оценок.

Единственная задача группы—это выздоровление участников. Жизнеспособность группы в целом и отдельных её участников зависит от дружелюбных отношений между членами группы. На наших собраниях люди делятся своим личным опытом выздоровления, когда остальные слушают. Тогда как каждый человек имеет право выражать свои взгляды, в то же время отдельный человек, возможно, должен будет благосклонно принять голос большинства группы. Слушать идеи и мнения других людей помогает непредубеждённый ум.

Члены духовно здоровой группы обычно чувствуют некоторое «владение» своей «домашней» группой через активное участие в жизни группы. Они с удовольствием берут на себя ответственность по служению на группе. Они служат председателями, секретарями, казначеями. Они берут обязательства, связанные с литературой или подготовкой собраний. Как правило, эти люди получили пользу от программы выздоровления и делятся этим опытом через роль служения, которая наглядна для новичка.

С другой стороны, что происходит, если человек отказывается принять групповое решение? Каждый человек должен решить для себя, как реагировать на такую ситуацию. Некоторые могут почувствовать, что дело достаточно серьёзно, чтобы покинуть группу, другие могут решить просто согласиться или не согласиться. Голос большинства не обязательно означает, что это «правильно». У каждого есть выбор начать ходить на другое собрание. Также может оказаться, что человек остаётся в группе, но начинает переживать обиду, и это может иметь негативное влияние на группу. Если другие члены группы почувствуют неудобство или уйдут из страха, группа, в конце концов, может закрыться. Что же делать?

Ни один член Анонимных Никотинозависимых не имеет власти над другим. Но группа, выражающая групповое сознание, имеет власть. Это является, однако, важнейшей причиной для членов группы изучать мудрость всех Традиций, для того, чтобы они могли лучше выполнять главную цель группы (Пятая Традиция). Направляемая этой сплочённой мудростью, группа имеет лучшую возможность узнать, что такое общее благополучие, и ставить его на первое место. Единогласие группы укрепляет единство Анонимных Никотинозависимых в целом. Единомыслие в рамках имени, Анонимных Никотинозависимых помогает нам придерживаться девиза «не усложняй» и облегчать для новичков понимание программы выздоровления и работу по ней.

ВТОРАЯ ТРАДИЦИЯ

В делах нашей группы есть лишь один высший авторитет—любящий Бог, воспринимаемый нами в том виде, в котором Он может предстать в нашем групповом сознании. Наши руководители—лишь облечённые доверием исполнители, они не приказывают

Мы часто говорим, что Анонимные Никотинозависимые—это программа «Мы». Понятно, что многие зависимые от никотина, кто считали себя безнадёжными, нашли выздоровление через сообщество Анонимных Никотинозависимых. Хотя они признали, что в одиночку они были бессильны перед никотином, каким-то образом они испытали чудесное освобождение от одержимости употреблением никотина благодаря силе любящего Бога, (как они понимали эту Силу), действующей через группу.

Укрепляя мысль о том, что единство лежит в основе сообщества Анонимных Никотинозависимых, Вторая Традиция напоминает нам, что окончательная власть в делах групп Анонимных Никотинозависимых никогда не принадлежит какому бы то ни было человеку, а только самой группе через групповое сознание. Что конкретно означает термин «групповое сознание»?

На самом базовом уровне это означает, что какой-либо вопрос, который требует действия, выносится на группу Анонимных Никотинозависимых для обсуждения. Действия, которые необходимо предпринять, определяются голосованием членов группы. Использование слова «сознание» подразумевает, что у голосов группы есть некий моральный двигатель. На самом деле, он есть.

Лежащая в основе всех других Традиций, Пятая Традиция гласит: «У каждой группы есть лишь одна главная цель—нести своё послание людям, зависимым от никотина, которые всё ещё страдают». Таким образом, каждый человек, участвуя в групповом сознании, должен думать, способствует или нет его голос тому, чтобы группа выполняла свою главную задачу. Это означает, что члены группы отставляют в сторону свои личные предпочтения и голосуют, имея в виду эту высшую цель. Когда это происходит — когда члены группы отстраняются от своих собственных интересов и действуют на общее благо, тогда мы верим, что воля любящей Высшей Силы действительно становится очевидной через наше групповое сознание.

Если мы признаём, что Высшая Сила выражает себя через наше групповое сознание, означает ли это, что решения, принятые группой, никогда не должны изменяться? Нет, это совсем не обязательно. Например, когда наше сообщество впервые сформировалось, первые его члены решили, что мы должны быть известны, как «Анонимные Курильщики». В то время название было полностью подходящим, поскольку первые члены все были курильщиками. Однако годами позже стало понятно, что наша Высшая Сила не хочет больше, чтобы нас знали, как «Анонимных Курильщиков». Это стало очевидным, когда наше внимание обратили на то, что название «Анонимные Курильщики» уже было законно зарегистрировано доктором, который работал по программе, не имеющей никакого отношения к процессу выздоровления по Двенадцати Шагам.

Это представляло собой настоящую проблему для нашей молодой организации. Доктор был готов предоставить нам это имя за достаточную ежегодную законную плату. Сообщество не могло себе позволить выплачивать такую плату. Эта дилемма была вынесена на Пятую Ежегодную Всемирную Конференцию по обслуживанию Анонимных Курильщиков, которая проводилась в Финиксе, штат Аризона, в 1990 году. Согласно Уставу нашего сообщества, ежегодная Всемирная Конференция служит в качестве «коллективного сознания сообщества Никотин Анонимно *(рус.яз. «Анонимные Никотинозависимые» прим.ред.)* (в то время Анонимных Курильщиков) в целом».

Один из нас, кто присутствовал на этих важнейших в истории нашего сообщества дебатах, описал этот процесс как «наиболее поразительное свидетельство руководства нашей коллективной Высшей Силой в действии, которое я когда-либо видел». Это обсуждение началось с почти единодушной коллективной позиции «вести хорошую борьбу», чтобы сохранить полностью имя

«Анонимные Курильщики». Идея была в том, что любая программа, названная «Анонимной», применяемая для выздоровления от зависимости, должна быть сохранена для эксклюзивного использования подлинных 12-Шаговых программ.

Через пару часов почти единодушная коллективная точка зрения повернулась на 180 градусов: от воинственного намерения сохранить имя «Курильщики» до принятия термина «Никотин». Кто-то из присутствующих сказал что-то вроде «Конечно же, мы не строим барьеров, и наш процесс выздоровления касается достижения и сохранения свободы от наркотика, а не от определённого способа его употребления». Этот человек описал это изумительное изменение под руководством любящей всеобщей Высшей Силы как «накат волны». Поднимающаяся волна неумолимо увлекла участников в обсуждении к заключению, что пришло время принять естественное развитие нашего сообщества и переход к более всеохватывающему названию «Никотин Анонимно» *(рус.яз. «Анонимные Никотинозависимые» прим.ред.)*.

Изменение названия сообщества—это пример того, как групповое сознание работает на уровне сообщества. Однако групповое сознание работает также на нескольких различных уровнях в сообществе Анонимные Никотинозависимые. Групповое сознание также выражается на еженедельных группах Анонимных Никотинозависимых, на ежемесячном собрании интергруппы, на периодических встречах служителей Всемирного офиса по Обслуживанию (WSO) Анонимных Никотинозависимых. Есть также много случаев, когда формируются специальные комитеты для планирования конференции или выездных совещаний, пересматривающих Устав Анонимных Никотинозависимых, предлагающих новую или пересмотренную литературу и тому подобное. Несмотря на то, что эти комитеты могут иметь председателя для координации усилий комитета, они используют групповое сознание, чтобы достичь согласия внутри комитета.

На групповом уровне члены группы используют групповое сознание, чтобы решать многие вопросы. Например, группам нужны служители—люди, которые готовы служить на таких позициях, как секретарь, председатель или казначей. Многие группы собирают периодические рабочие собрания для цели избрания служителей и определения других рабочих вопросов. Они включают срок служения, решают, какой срок воздержания требуется для того или иного служения, будет ли на группе кофе, какую сумму группа может жертвовать на интергруппу и на Всемирную Конференцию по обслуживанию. Это и другие вопросы решаются групповым сознанием.

ТРЕТЬЯ ТРАДИЦИЯ

Единственное условие для того, чтобы стать членом Анонимных Никотинозависимых — это желание бросить употребление никотина

Как всемирное сообщество Анонимные Никотинозависимые хотят протянуть руку помощи и принять к себе любого зависимого от никотина человека, который желает присоединиться к нам в стремлении к жизни, свободной от никотина. Это единственное требование для членства в сообществе сохраняет его простым и разумным. У нас есть одно дело, чтобы сплотиться вокруг него, установить наше равенство и просто приветствовать новичков.

Мы бесплатно получили драгоценный дар выздоровления, и мёртвая хватка зависимости от никотина отпустила нашу жизнь. Всё, о чём у нас спросили, было желание (неважно насколько оно было велико) бросить употребление никотина. И поэтому как мы можем допустить, чтобы новичкам было отказано в этом даре?

Никакие различия в убеждениях не должны препятствовать доступу к поддержке нашей программы для новичка. Конечно, это правда, что среди нас есть люди, которые обнаружили для себя, что им необходимо было отбрасывать старые представления для того, чтобы найти новое спокойствие в выздоровлении. Стать членом Анонимных Никотинозависимых, как и формировать свою собственную систему убеждений, является личным решением. Третья Традиция также защищает нас от того, чтобы не втянуться в разрушительные суждения о других людях, особенно о тех из нас, кто всё ещё находится во власти никотина или в срыве.

Так как это духовная программа, признание желания бросить употребление никотина включает внутреннее воодушевление и избегает суждений о протекании болезни. Поэтому для новичков не обязательно уже бросить употреблять никотин перед тем, как они к нам присоединятся. Для некоторых новичков оказывается трудным узнать в себе или признать это желание. У некоторых из нас это желание было таким маленьким, что мы даже не чувствовали, что оно у нас было, пока день за днём, неделя за неделей, собрание за собранием, мы в конце концов не опознали его и, в конце концов, освободились.

Тем, что у нас только ОДНО требование для вступления в сообщество, мы также поддерживаем свою открытость для всех, кто ищет выздоровления. Новичкам не обязательно принадлежать к какой-либо другой группе, верить в Бога, вносить пожертвования или каким-то образом работать по Шагам, чтобы к нам присоединиться. Мы не боимся выражения эмоций, когда люди бросают употребление никотина. Ни от кого не требуется быть благоразумным или просветлённым, или говорить на собрании только правильные вещи. Мы все там были. Мы никого не исключаем из своей программы по какой бы то ни было причине, включая расу, репутацию, вероисповедание, сексуальную ориентацию, пол, инвалидность, место рождения. Если новички не уверены, что у них есть желание прекратить употребление никотина, но они хотят это выяснить, мы их приветствуем.

Большинство из нас жили в тёмном колодце отрицания, отчуждения и боли, вызванной многолетней зависимостью от никотина. Мы не могли оставить страдающего зависимого одного на дне этого колодца—тогда, когда у нас был канат выздоровления, который мы могли сбросить для них. И тогда они должны захотеть схватиться за этот канат для того, чтобы выбраться присоединиться к нам. Но это единственное, что мы требуем.

Некоторые из нас чувствуют, что действительно вытянули себя из своей зависимости, просто попросив о помощи. Другие находят, что дар выздоровления от никотина было труднее принять, карабкаясь по этому канату и соскальзывая вниз много раз перед тем, как суметь сохранить своё воздержание от никотина. Третья Традиция держит двери открытыми, как и наши сердца. Наши истории, которыми мы делимся, открывают как наихудшие моменты владевшей нами зависимости, так и радости выхода на новую свободу. Мы не только осознаём опасности зависимости от никотина, но также очень благодарны за духовный дар выздоровления, который делает для нас свободу возможной. Поэтому мы продолжаем ходить на собрания и протягивать этот канат своей правды, который является нашим опытом, силами и надеждой для того, чтобы и другие поднялись на свободу.

Хотя эта программа предлагает нам духовный подход для исполнения нашего желания свободы, радости и покоя, большинство зависимых от никотина людей попали в этот колодец, будучи незрелыми подростками. Мы часто руководствовались похожими желаниями испытать больше свободы и радости, а потом много лет гоняться за ними, употребляя никотин. Для нас часто непросто снова увидеть это желание. Сначала, может быть, мы не хотели бросать наркотик. Возможно, мы боялись, что не сможем без него жить. Несмотря на посещение многих собраний или возможных периодов воздержания от употребления никотина, мы были уверены, что у нас нет честного желания прекращать.

Однако, когда мы обсуждали эти вопросы с нашими членами, мы нашли других людей, которые также изначально не испытывали огромного желания бросить употребление. Некоторые даже на собраниях твердили, что вообще не хотят завязывать с этим. Некоторые из нас просто хотели жить и боялись смерти от употребления никотина. У некоторых было только желание найти волю своей Высшей Силы для себя. Кому-то хотелось улучшить здоровье. Многие из нас только хотели захотеть перестать употреблять никотин. Мы пришли к пониманию того, что любое из перечисленного, или даже простое желание приходить на собрания, может рассматриваться как желание прекратить употребление никотина.

Среди нас были и те, кому было трудно прекратить употреблять никотин. Несмотря на то, что они чувствовали в себе желание бросить курить или жевать табак, они не чувствовали себя готовыми отказаться от других способов употребления никотина. Каждый из нас сам решает, каким способом начать свой собственный путь, и желание прекратить употребление никотина во всех формах придёт со временем.

Как только нам стало ясно, какую дымовую завесу образовал никотин между нами и нашими настоящими желаниями и мыслями, наш коллективный опыт показал, что, на самом деле, у нас есть огромное желание освободиться от этого хитрого и опасного наркотика. Кроме того, большинство из нас также имеют огромное желание по-настоящему проживать свою жизнь. Для многих из нас возвращение к употреблению никотина означало бы отказ от замечательных новых радостей, которые уже пришли в нашу жизнь. Такие вещи как ходьба пешком, аэробика, пение, общение с друзьями, близкие взаимоотношения, наше вновь обретённое здоровье и даже способность спокойно сидеть в кино до конца сеанса или до конца полёта на самолёте, будут отняты у нас, если мы снова вернёмся к своей зависимости. Наше желание продолжать свою новую жизнь сейчас намного перевешивает любое влечение к нашему наркотику, которое у нас может всё ещё возникать.

Итак, если вы хотите стать членом Анонимных Никотинозависимых, приходите и присоединяйтесь к нам. Если вы хотите позвонить нам или войти в наше помещение, мы верим, что глубоко внутри у вас есть желание прекратить употребление. Неважно, кто вы, неважно, какие у вас могут быть другие зависимости, какие у вас проблемы, среди нас вы найдёте тех, у кого они также есть. Мы хотим, чтобы вы были здесь с нами. Мы думаем о вас и надеемся на то, что вы выберете присоединиться к нам в замечательной жизни и свободе, которую мы нашли, после того, как освободились от никотина. Третья Традиция — это наше приглашение в Анонимные Никотинозависимые!

ЧЕТВЁРТАЯ ТРАДИЦИЯ

Каждая группа должна быть самостоятельной, за исключением дел, затрагивающих другие группы или Анонимных Никотинозависимых в целом

Согласно истории нашего сообщества, группы Анонимных Никотинозависимых (когда-то известных как Анонимные Курильщики) существовали самостоятельно, даже не зная о существовании друг друга. Каждая могла помочь человеку достичь свободы от никотина. Они практиковали Двенадцать Шагов и/или предоставляли друг другу дружеские взаимоотношения.

По сути группа — это два или более зависимых от никотина человека, которые собрались вместе с целью достичь воздержания и как группа не заявляют о принадлежности к какому-либо другому официальному объединению. Одновременно с тем, что наши интергруппы и Всемирный Офис по обслуживанию выполняют важные функции, однако они существуют только для поддержки групп и их членов. Группы — это сердце Анонимных Никотинозависимых. Здесь достигается воздержание и выздоровление, объединяются наставники и подопечные и происходят чудеса. Эти группы могут заниматься и занимались своими собственными делами ещё до того, как наше сообщество официально оформилось.

Вот почему мы можем уверенно позволить сегодня нашим группам продолжать принимать свои собственные решения без вмешательства в их дела. Каждая группа свободна делать такие вещи, как устраивать свой собственный формат собраний, выбирать темы для обсуждений и спикеров, обеспечивать себя медалями сроков трезвости и определять, перечислять ли и когда средства группы в интергруппу или Всемирные Службы. Как отношения между отдельными членами, так и отношения между группами и Всемирными Службами усиливаются через доверие, которое они проявляют, а также удостаиваются.

Мы настоятельно рекомендуем группам совещаться друг с другом, с интергруппой и Всемирными Службами, когда они предпринимают что-либо, что может повлиять на другие группы или сообщество в целом. Поиск руководства при оценке кокой-то идеи или импульса является одним из принципов, который поддерживает процесс нашего выздоровления. Много лет назад произошёл случай, когда с председателем интергруппы связался производитель нового альтернативного никотинового продукта. Эта компания предложила финансировать и предоставить им бесплатный номер телефона, если они предоставят поддержку их клиентам и включат их памфлеты в список литературы групп. После обсуждения вопроса с членами других групп, предложение было мудро отклонено. Помимо подрыва репутации любой вовлечённой группы, такое предприятие несомненно повредило бы всему сообществу.

Даже с таким количеством соблазнов уйти в сторону, мы всё-таки понимаем, что группам необходимо принимать свои собственные решения и делать свои собственные ошибки. У нас есть право учиться на своих ошибках. Как мы позже увидим в Девятой Традиции, сообщество имеет не более чем рекомендательное руководство над группами по большинству вопросов. Мы можем только передавать опыт других групп в похожих ситуациях. В конечном итоге, нам необходимо иметь веру в нашу Высшую Силу, которая провела наши группы через множество трудных решений, таких как следующее:

Множество групп в районе Нью-Йорк Сити пришли из старых групп «А.А. для некурящих». Это были члены АА, которые собрались вместе, чтобы обратиться против своей зависимости от никотина. Некоторые из этих групп изменили своё название на Никотин Анонимно, тогда как другие сохраняли старое название «АА для некурящих». У Нью-йоркской интергруппы района Метрополитан был очень короткий список собраний, и многие стремились внести в список как можно больше групп. Было проголосовано за то, что эти группы не могут быть в списке из-за их постороннего происхождения. С тех пор многие из них решили групповым сознанием стать группами Никотин Анонимно. Такое решение должно было быть принято отдельными группами самостоятельно.

Возможно, свобода, которую мы предлагаем группам, является частью привлекательности нашего сообщества. Это позволяет каждой группе создавать собрания, которые служат им наилучшим образом. Это очень удобно ходить на собрания по всему миру и видеть те же самые Двенадцать Шагов и Двенадцать Традиций, и в то же время различные форматы, чтения, истории и обычаи делают собрания замечательно разнообразными. Это помогает нам сохранять интерес к собраниям и учиться подходить к своему выздоровлению непредубеждённо.

ПЯТАЯ ТРАДИЦИЯ

У каждой группы есть лишь одна главная цель — нести своё послание людям, зависимым от никотина, которые всё ещё страдают

Эта Традиция сама в себе несёт послание всем членам групп. Во-первых, у членов каждой группы, действующих как единое целое, есть *одна главная цель* для выполнения. Во-вторых, у нас есть ценное *послание,* которым мы должны поделиться. В-третьих, нам конкретно указано, кому мы должны нести это послание — *зависимому от никотина человеку, который всё ещё страдает.*

На групповом уровне мы передаём наше послание как словесно, так и через способ наших действий. То, что у нас есть главная цель, служит нам путеводной звездой, давая нам знать, когда мы идём по курсу. С выздоровлением приходит свежий энтузиазм, который может вести членов группы к тому, чтобы стараться быть многим для многих. Группе нужно заботиться о том, чтобы не ослабеть и не отвлечься на другую цель.

Наш опыт с никотином и с выздоровлением — это то, что мы лучше всего знаем. Нам не нужны особые таланты или специальное обучение, чтобы поделиться своей историей. Каждый из нас может предложить то, что знает, и то, во что он поверил. Нести послание также можно, не произнося речи, когда мы спокойно выслушиваем наших товарищей по группе. Сосредоточившись на нашей главной цели, группа увеличивает вероятность действия в доверии нашим принципам и сохранения единства в этом процессе. В этой простоте есть сила.

Как сообщество, мы понимаем такой духовный принцип: для того, чтобы сохранить выздоровление, которое мы получили, мы должны отдавать этот дар другим, тем, кто ещё страдает. Игнорируя эту правду, мы рискуем срывом, а на уровне группы мы рискуем её сохранением. Это миссия любви, распространяемая на тех людей, которые или всё ещё находятся в тисках никотина, или в борьбе с другими аспектами выздоровления.

Хотя мы являемся программой, основанной на анонимности, мы не растём в тени. Эта любовь также выражается в нашей работе с целью достичь тех людей, которые ещё не слышали о нашей программе. Несение послания — это наше выздоровление в действии. Мы стараемся вести себя так, чтобы привлечь других людей, чтобы им был дарован тот же покой, к которому мы стремимся. Наш сердечный приём открывает наши сердца и хранит нас от изоляции зависимости. Старания новичка помогают нам не забывать, откуда мы пришли, всегда углубляя нашу благодарность за ещё один день без никотина.

У Анонимных Никотинозависимых есть пять инструментов, которые помогают нам жить свободно от никотина. Это следующие инструменты: собрания, телефонный / почтовый список, литература, спонсорство и служение. Эти инструменты также являются средством, благодаря которому мы можем нести наше послание другим людям, которые ищут помощи. Собрания несут послание, напоминая нам направлять наше внимание больше на решение проблемы, чем на саму проблему. В этом заключена надежда и сила. Наши высказывания дают новичкам возможность идентифицировать свой опыт с прошлым опытом других людей, и в то же время слышать и видеть возможность изменения. Они получают свидетельство честности и надежды в безопасных и лояльных условиях. Послание из первых рук, которое предлагают наши члены, является уникальным и мощным.

Растёт список телефонов группы, когда кто-либо хочет добавить своё имя и предложить поддержку между собраниями. Этот список особенно важен для ещё страдающего зависимого, чьё желание освободиться всё ещё борется за то, чтобы быть услышанным, заглушаемое нытьём о никотине.

Новичкам, которые ещё не чувствуют себя достаточно комфортно для высказываний, будет проще использовать такие альтернативные способы общения. Наше послание ненавязчиво, каждый может прислушиваться к нему со своей собственной скоростью.

Наша литература написана нашими членами, рецензирована обличёнными доверием служителями и официально одобрена делегатами, которые голосуют на наших ежегодных Конференциях, чтобы мы были уверены в том, что она действительно несёт наше послание. Наш опыт доступен в нескольких формах, таких как памфлеты, книги, аудиозаписи. Всемирные службы и некоторые интергруппы выпускают листы новостей, где люди также делятся своим личным опытом. Мы знаем, что, если мы не сможем достичь тех, кто ещё страдает, мы рискуем застоем и утратой жизненной цели.

Спонсорство — это личный пример исполнения принципа, благодаря которому человек сохраняет своё выздоровление, сердечно отдавая его своему подопечному. Наставники несут послание, делясь своим опытом выздоровления один на один, внимательно слушая и своими действиями демонстрируя, как работают Анонимные Никотинозависимые.

Служение — это наша благодарность в действии. Выполняя служение, мы несём послание приверженности и ответственности. Служение также может быть средством возмещения ущерба, которое показывает, что мы улучшаем своё поведение или своё отношение. Несущие служение становятся примерами для подражания, часто превозмогая бывшие страхи и ограничения для того, чтобы исполнять нашу главную цель.

Наличие главной цели делает смысл нашего послания простым и ясным, что может сгладить возможное недоверие, которое могут испытывать к собраниям те, кто всё ещё страдает. У многих из нас были страхи и сомнения, присоединяться ли к группам, когда мы только пришли. Например, у новичков могут быть сомнения по поводу религиозных вопросов, когда они узнают о том, что наша программа духовная. Обязательно, чтобы мы чтили нашу Преамбулу в том, что Анонимные Никотинозависимые не относятся к какой-либо религиозной или политической организации.

Правильно неся наше послание, каждая группа показывает всё ещё страдающему от никотина человеку, что он нам важен, а также возможности, которые открываются после отказа от никотина. Главная цель фокусирует наше внимание, напоминая о необходимости определять приоритеты и следовать им. Всё это и многое другое открывает полную величину нашего послания о выздоровлении.

ШЕСТАЯ ТРАДИЦИЯ

Группе НикА никогда не следует поддерживать, финансировать или предоставлять имя Анонимных Никотинозависимых для использования какой-либо родственной организации или посторонней компании, чтобы проблемы, связанные с деньгами, собственностью, престижем, не отвлекали нас от нашей главной цели

В начале 21-го века на эту традицию ссылались в связи с принятием решений о том, предоставлять ли ссылки на нашем веб-сайте на веб-страницы других организаций. Некоторые чувствовали, что ссылки будут подразумевать принадлежность. Эта традиция позволяет нам сотрудничать с посторонними организациями, но не присоединяться к ним. Для некоторых членов Анонимных Никотинозависимых было проблематично определить разницу между двумя этими понятиями (сотрудничать и присоединяться).

Некоторые наши члены хотели, чтобы мы забыли всякую осторожность и давали ссылки всегда и везде, где есть что-либо общее с борьбой с никотином. Некоторые думали, это будет «только справедливо», поскольку многие организации давали нам свои ссылки. Однако, когда это писалось, нашим групповым сознанием было принято решение о возможности упоминать на нашем сайте другие источники, но не предоставлять ссылки на их сайты. Мы также решили, что другие сайты могут иметь ссылки на нас, но мы не предоставляем ответных ссылок на них.

Мы видим, что другие организации помогают людям бросить курить, и некоторые из их «выпускников» приходят в наши стены. Некоторые наши члены недоумевали, почему бы нам не объединиться с ними и не извлечь пользы из некоторой их инфраструктуры. Или, если это не по правилам, они желали знать, почему мы не можем хотя бы рекомендовать их, особенно в тех городах и населённых пунктах, где у нас нет групп. Люди всегда спрашивают имена и номера телефонов реабилитаций, куда можно пойти, чтобы неделю воздержаться от никотина. Некоторые наши члены задавались вопросом, можем ли мы отослать их на веб-страницу Анонимных Никотинозависимых, чтобы они могли щёлкнуть по ссылке и получить информацию, которая им так отчаянно необходима. Эти люди спрашивали: «Не поможет ли это всё ещё страдающему зависимому»? Шестая Традиция говорит нам, что это не тот способ, которым помогает наша программа. Шестая Традиция помогает нам *не усложнять* и иметь надлежащие, и, вместе с тем, полезные отношения с другими организациями на уровне всего сообщества.

Несмотря на то, что, когда устанавливаются отношения, каждая сторона выступает как отдельное юридическое лицо, случается (по факту или в представлении) неотвратимое смешение наименований и/или стратегий. Трудностью для нас было бы, если бы, например, мы должны были бы сформировать такие отношения с другой организацией. Тогда как у обеих сторон есть общий интерес в хорошем здоровье и духовности, из-за слияния каждая организация потеряла бы часть своего изначального характера и особенностей. Шестая Традиция защищает нас от того, чтобы разбавлять или менять нашу сущность и то, чем мы занимаемся. Шестая Традиция сохраняет уникальную способность нашего сообщества помогать зависимому от никотина человеку, который всё ещё страдает.

Мы признаём, что у людей есть и другие проблемы, и наши члены должны иметь возможность информировать других членов о тех источниках, куда они могут обратиться за дополнительной помощью без риска для нашего сообщества присоединиться к тем другим группам. Например, многие часто набирают вес, когда бросают курить. На личном уровне, нет ничего плохого в том, чтобы поделиться информацией о другом сообществе или организации, которая могла бы помочь человеку, но для нашего сообщества было бы грубой ошибкой объединиться с той группой или организацией.

В 80-е годы с одним из наших членов связалась фармацевтическая компания, производящая никотиновую жевательную резинку, чтобы помочь людям бросить курить. Компания собиралась предложить нам бесплатный номер телефона, который нам был очень нужен, а также сотрудника, который бы поддерживал базу данных обо всех группах по всему миру. Эта услуга для нас была бы совершенно бесплатной. Взамен от нас требовалось положить литературу этой компании на наш стол вместе с нашей литературой, одобренной конференцией. Это была соблазнительная сделка, но благодаря мудрости Шестой Традиции, мы отклонили это предложение.

В форме Шестой Традиции у нас есть очень мощный предохранительный клапан. Наша главная цель—это помощь человеку, всё ещё страдающему от никотина. Шестая Традиция помогает нашему сообществу сконцентрировать наши усилия на этом важнейшем задании и избежать отклонений или ослабления внешними предприятиями или даже родственными организациями.

СЕДЬМАЯ ТРАДИЦИЯ

Каждой группе Анонимных Никотинозависимых следует полностью опираться на собственные силы, отказываясь от помощи извне

Одной чёткой функцией этой традиции является руководящий принцип, что мы принимаем денежные вклады только от своих членов, но не от каких-либо внешних вкладчиков, независимо от того, насколько доброжелательными могут быть такие предложения. Таким способом каждая группа сохраняет свою самостоятельность, и наше сообщество остаётся независимым. Это крайне необходимо для нашего выживания, чтобы мы не принимали никаких посторонних вкладов, также как не стали зависимыми от посторонних людей или групп. Наше выживание должно определяться нашими собственными вложениями, иначе мы будем вовлечены в посторонние проблемы и политическую жизнь. Эти другие вопросы могут ослабить и запутать наше послание, угрожая и даже убивая нашу миссию.

В начале существования одной из групп Анонимных Никотинозависимых этой группе очень щедро предложили бесплатное место для собраний. Среди членов группы возник спор об этом, поскольку группа была очень маленькой, от принятия этого предложения зависело её выживание. Однако, через групповое сознание было определено, что для того, чтобы группе сохранить свою самостоятельность, она должна отклонить это весьма щедрое предложение. Вместо этого они решили обсудить ежемесячные «дотации» в пользу помещения для собраний. Группа пришла к выводу, что это было жизненно важное решение, которое защитило единство нашего послания, и с уважением отнеслась к этой Традиции нашего сообщества. Даже если бы это означало, что эта единственная группа могла бы закрыться без внешних вложений, группа была готова принять такую возможность.

Углубляя понимание этой Традиции, мы видим, что не сможем полностью сами себя содержать, если каждый из нас не будет нести служение в своей группе, интергруппе или во Всемирной Службе. Служение является не только одним из инструментов личного выздоровления, это кровоток всего нашего сообщества. Если мы будем только брать от сообщества, то не сможем его сохранить. Когда кто-то из нас беспечно бездействует, ожидая, что «кто-то ещё» будет нести необходимые обязательства, существование группы и, в конечном итоге, Анонимных Никотинозависимых, подвергается угрозе.

Поддержка группы через служение означает действия, такие как посещение как обычных, так и рабочих собраний на постоянной основе, высказывания на группах, работа по Шагам, наставничество, организация собраний и уборка после их окончания, подписка и вклад в листы новостей сообщества, а также служение в качестве председателя, казначея, секретаря. Служение как поддержка, точно так же, или даже более чем денежные вклады, обеспечивают нашу постоянную способность служить всем зависимым от никотина, кто ищет помощи. Таким образом, соблюдая эту Традицию, мы храним нашу главную цель и духовное основание, на которое опирается наше сообщество.

ВОСЬМАЯ ТРАДИЦИЯ

Анонимные Никотинозависимые должны всегда оставаться непрофессиональным объединением, однако наши службы могут нанимать работников, обладающих определённой квалификацией

Чтобы сохранить нашу духовную основу, нам необходимо определить надлежащие границы в отношении привлечения профессионалов. Необходимо, чтобы наше служение в сообществе соответствовало всеми нашими Традициями и Шагами. Целостность принципов программы не должна подвергаться опасности или попадать под подозрение в вопросах, относящихся к денежной прибыли.

Функцией нашего первоочередного принципа—анонимности, является то, что он предоставляет всем нашим членам равенство статуса. Если бы кому-то из нас случилось нести наше послание выздоровления как «оплачиваемым профессионалам Анонимных Никотинозависимых», результатом стало бы неравенство статуса. Такое скрытое неравенство могло бы привести к тому, что другие члены сообщества почувствовали бы себя менее ценными и менее расположенными служить на группе или даже делиться своей историей. Человек, который бы зарабатывал деньги на том, чтобы нести послание, не сохранил бы духовный принцип личного выздоровления—бесплатно отдавать то, что бесплатно было получено.

Наша Преамбула утверждает, что не существует членских взносов или денежных сборов за членство в Анонимных Никотинозависимых. Третья Традиция устанавливает единственное требование для членства—желание прекратить употребление никотина. Если бы наши члены брали деньги как профессионалы за Двенадцатый Шаг, это бы противоречило нашим принципам.

Однако Седьмая Традиция призывает наши группы к тому, чтобы они сами себя поддерживали. Чтобы наше сообщество действовало успешно и эффективно, существуют практические и необходимые обстоятельства для того, чтобы оплачивать предоставляемые услуги и покрывать расходы членов, которые понимают нашу программу. Эти члены считаются «специальными сотрудниками». Они выполняют регулярные задания для работы сообщества, чтобы поддерживать наши усилия в помощи людям, зависимым от никотина.

Например, вполне обоснованной может быть оплата работы управляющего офисом, обладающего необходимыми умениями для ведения дел интергруппы или Всемирного офиса Обслуживания. Из средств сообщества можно оплачивать работу человека, который обеспечивает заказы литературы и отвечает на почту группам и отдельным членам. Хотя часто добровольцы предлагают свои таланты бесплатно, чтобы служить во многих областях, нельзя ожидать, что они будут нести послание выздоровления так же хорошо одновременно с выполнением полной нагрузки по обеспечению каждого аспекта нашего сообщества.

Кроме того, работники здравоохранения могут организовать проведение групп в своих агентствах, чтобы помочь своим клиентам и пациентам. Нашему члену позволяется в качестве карьеры открыть учреждение реабилитации для зависимых от никотина. Они не нарушают данную Традицию, если не получают компенсацию непосредственно за работу по Двенадцатому Шагу Анонимных Никотинозависимых как член Анонимных Никотинозависимых. Врачи, которые также являются членами Анонимных Никотинозависимых, могут лечить пациентов от никотиновой зависимости, но посещая собрания Анонимных Никотинозависимых просто как его члены, они не имеют больше полномочий или выше статуса, чем любой другой член. Группы— это не место ведения бизнеса, и никакой профессионал не может предлагать свои услуги клиентам. Ни один член не может быть «Профессиональным Анонимным Никотинозависимым».

Анонимные Никотинозависимые не являются группами вспомогательной терапии. Следовательно, мы не подписываемся под какой-либо формой терапии, потому что Десятая Традиция призывает нас не высказывать какого-либо мнения по вопросам, не относящимся к нашей деятельности. Наша программы уникальна. Она состоит из Двенадцати Шагов и Двенадцати Традиций. Именно они, наряду с пятью инструментами—это то, что мы знаем, и то, что мы предлагаем.

ДЕВЯТАЯ ТРАДИЦИЯ

Анонимным Никотинозависимым никогда не следует обзаводиться жёсткой системой управления, однако мы можем создавать службы или комитеты, непосредственно подчинённые тем, кого они обслуживают

Сначала это утверждение может казаться парадоксом нашей программы. Если у нас нет системы управления, то, как получилось, что у нас есть наши интергруппы, офис Всемирного Обслуживания, совет и комитеты? Не являются ли они примером организации? Без организации, не будет ли у нас анархии?

Ну, да, у нас есть анархия. Анархия—это отсутствие управления, а у нас определённо нет управления. Однако у нас есть служители, персонал и добровольцы, которые служат целостности нашего сообщества. Говорим ли мы о добровольце, отвечающем на телефонные звонки, или о члене совета, или оплачиваемом офисном сотруднике, каждый из них служит нуждам сообщества в целом и по просьбе отдельных людей.

На самом деле, это великое удобство—работать на основе этой недостаточности структуры. Председатели каждой группы, комитета или совета существуют для того, чтобы служить членам сообщества, а не для того, чтобы диктовать или навязывать им свою волю. Никто не может указывать какому-либо человеку или группе, что они должны делать. Как и Шаги, наше руководство и Традиции являются только предложениями. По опыту многих наших членов, если не работать по Шагам, это может иметь критические последствия, часто ведущие к срыву. То же самое касается наших Традиций. Мы часто видели, как группы разваливались вследствие того, что не следовали традициям. И всё-таки, мы можем только делать предложения, основываясь на своём опыте того, как другие группы действовали в похожих ситуациях. У нашего сообщества нет исполнительной власти или юридической структуры. В сущности, это служители и руководители, которые отвечают перед членами и группами Анонимных Никотинозависимых.

У каждой группы, интергруппы и в офисе Всемирного Обслуживания устанавливаются свои собственные параметры для выбора своих служителей и руководителей. И те, за кого проголосовали или выбрали, имеют полномочия единственно от тех, кто их избрал. На них возложена задача—служить сообществу в соответствии с принципами программы и соблюдать Двенадцать Традиций Анонимных Никотинозависимых.

В начале существования сообщества, у групп не было региональных интергрупп или офиса Всемирного обслуживания. Сегодня эти региональные комитеты и Всемирное Обслуживание предоставляет такие необходимые услуги, как опубликование списков групп, распространение литературы, ответы на телефонные звонки и корреспонденцию, и распространение послания нашего сообщества там, где только это возможно. Всемирные Службы печатают всю литературу, одобренную конференцией. За многие годы эти службы доказали свою необходимость для существования нашего сообщества и нашего личного выздоровления. Большинство из нас не могли бы представить программу без них.

Когда наши добровольцы честно принимают простые принципы служения, общности и самоотверженности, нет никакой необходимости напрасно хвататься за власть, контроль, престиж и себялюбие. Дух сотрудничества и единство цели—это всё, что необходимо, чтобы обеспечить Анонимных Никотинозависимых уникальной структурой обслуживания, взаимосвязи и выздоровления.

ДЕСЯТАЯ ТРАДИЦИЯ

Сообщество Анонимных Никотинозависимых не придерживается какого-либо мнения по вопросам, не относящимся к нашей деятельности, поэтому имя НикА не следует вовлекать в какие-либо общественные дискуссии

Десятая Традиция помогает напоминать нам о том, чтобы выполнять нашу главную задачу, которой является несение послания зависимому от никотина человеку, который всё ещё страдает. Следовательно, Анонимные Никотинозависимые не должны отвлекать своё внимание вовлекая себя в дела, не относящееся к их деятельности или в общественные дискуссии.

Как выздоравливающие от никотиновой зависимости, мы знаем, насколько вредно употребление никотина, и некоторые, возможно, действительно верят, что оно может быть запрещено, проконтролировано или ограниченно. И поэтому появляется соблазн сказать, что мы должны поддерживать судебные разбирательства против никотиновых компаний, выпускать призывы в поддержку законодательного запрета на никотин, участвовать в поддержке активистов, которые хотят запретить курение, или поддерживать политиков, которые стремятся ограничить места, доступные для курения.

Десятая Традиция чётко говорит нам: «Нет». У нас, как у группы, нет мнения о табачных компаниях, различных никотиновых продуктах или об употреблении никотина другими людьми. Правда состоит в том, что мы, как отдельные личности, можем иметь различные мнения по этим вопросам. Однако, как сообщество Анонимные Никотинозависимые, мы не заявляем и не принимаем какой-либо позиции.

Курить, нюхать, жевать табак … это то, что всем нам нравилось делать в смысле употребления никотина. Каким образом мы перестали употреблять, как мы пришли к убеждению, как мы получили свободу от этой мощной зависимости ... вот те вещи, которыми мы делимся, чтобы помочь человеку, который всё ещё страдает.

Никто из нас ни при каких обстоятельствах не должен выражать мнения на уровне общественности по вопросам, не относящимся к нашей деятельности, особенно о политике, никотиновой реформе и религии, используя имя Анонимных Никотинозависимых **ИЛИ** заявляя себя спикером от нашей программы, **ИЛИ** же как представитель нашего сообщества. Анонимные Никотинозависимые не поддерживают и ни оппонируют какой-либо стороне или кандидату. Мы даже не боремся против производства, продажи или употребления никотиносодержащих продуктов. Как сообщество, мы не имеем мнения о правительственных субсидиях табачным фермерам или о том, когда, как и где пакуется или потребляется никотин. Хотя Анонимные Никотинозависимые — это духовная программа, у нас нет мнения о религии или религиозных учреждениях. Многие из нас имеют различный религиозный и политический опыт. Если мы будем настаивать, чтобы кто-либо из нас поддерживал определённую религию или политическую партию, это не только будет разрушать наше сообщество, но также нарушит Первую традицию о первоначальной важности нашего общего согласия.

Основатели программы Анонимных Алкоголиков приняли мудрое решение не бороться с производителями алкоголя и не участвовать в движении трезвости, чтобы запретить алкоголь. Они осознали, что такие действия будут тщетными и, скорее всего, будит разрушать основы их выздоровления. Точно также Анонимные Никотинозависимые не могут отвлекаться от своей главной цели, чтобы выступать против табачных компаний или продвигать законодательство о том, как и когда людям разрешается курить, нюхать или жевать табак.

Также многие зависимые от никотина выбирают способом прекращения употребления средства для воздержания от никотина, такие как никотиновые пластыри, жевательную резинку или предписанные лекарства. Использование этих средств — это личное дело каждого человека, и не должно диктоваться или критиковаться группой. Нашей главной целью является предоставление поддержки в том, чтобы жить свободно от никотина, а не указание, какой способ человек может выбрать, чтобы освободиться.

Может оказаться трудным придерживаться данной Традиции индивидуально, поскольку, возможно, у каждого из нас есть мнения по этим вопросам. Однако, когда мы действуем как представители Анонимных Никотинозависимых, нам нужно избегать публичных дебатов по этим спорным вопросам, вместо этого обращая внимание на сохранение здравомыслия и силы нашего сообщества, для того чтобы быть полезными зависимому от никотина человеку, который всё ещё страдает.

ОДИННАДЦАТАЯ ТРАДИЦИЯ

Наша политика во взаимоотношениях с общественностью основывается на привлекательности наших идей, а не на пропаганде. Мы должны всегда сохранять анонимность во всех наших контактах с прессой, радио, телевидением и кино

Как у зависимых от никотина людей, наши жизни не поддавались контролю и были неуправляемы. Мы употребляли никотин в чрезвычайных количествах. Нам всегда было мало: одной сигареты или тысячи сигарет. Мы не замечали проблемы в том, до каких крайностей мы доходили в стремлении получать и поддерживать дневной запас никотина. В отношении никотина мы не знали границ поведения; вдыхали ли мы его или жевали—это было безбрежным, как и наш дым, окурки и плевки, загрязняющие всё вокруг, где бы мы ни были.

Как многие принципы нашей программы, Одиннадцатая Традиция учит нас в нашем выздоровлении соблюдать определённые границы, когда мы «несём послание» тем, кто находится вне нашего сообщества. Целостность и долговечность нашего сообщества зависит от принципа, проверенного временем. Конечно, мы хотим, чтобы люди знали о том, что мы предлагаем. Однако очень важно, чтобы центр внимания оставался больше на программе, чем на личностях в программе. Мы хотим, чтобы наша программа привлекала людей своими принципами, а не тем, кто в ней состоит. Анонимность защищает не только человека, она защищает программу от человеческих недостатков, которые есть у всех нас.

Анонимность—это не тот вопрос, который каждый может решать для себя. Если бы человек мог считать: «Мне всё равно, если люди знают, что я член Анонимных Никотинозависимых, мне нечего скрывать», то пренебрёг бы тем, что эта программы «МЫ», а не программа «Я». Духовные принципы Анонимных Никотинозависимых включают смирение, которое жизненно важно для нашего выздоровления. Представьте: если один человек становится центром внимания, то другие могут начать завидовать и стараться соперничать. Это бы подорвало единство. Кроме того, члены Анонимных Никотинозависимых должны всегда помнить, что, хотя мы и не являемся частью Анонимных Алкоголиков (либо других Двенадцатишаговых программ), мы являемся частью братства выздоровления, объединённого этой программой, и мы обязаны проявлять уважение и благодарность, соблюдая эту Традицию на благо всем.

Средства массовой информации полны рекламы, использующей знаменитостей, чтобы они лично удостоверили тот или иной продукт. Реклама может быть эффективной для таких корпораций, но существуют риски. Если эта знаменитость «попадёт в немилость» или её «пьедестал» станет мишенью для прессы, такая ситуация может плачевно отразиться на продукте компании. Анонимные Никотинозависимые признают, что срывы—это реальность, от которой не застрахован ни один человек. Анонимные Никотинозависимые принимают мудрость, которую усвоили от Анонимных Алкоголиков—продвижения, выделяющие *личность,* не являются для нас лучшим способом нести послание.

Многие новички узнают о нас из уст в уста от других членов или из местных объявлений о собраниях, приглашающих посетить собрание любого человека, который хочет прекратить употребление никотина. Известность в различных формах также явилась важным способом, чтобы человек, всё ещё страдающий от никотиновой зависимости, услышал об Анонимных Никотинозависимых. В начале истории нашей организации один наш член написал рассказ о нашей программе в Ридерз Дайджест, и эта статья значительно повысила знание общественности о нашем существовании. Также много людей заинтересовали колонки, относящиеся к нашему сообществу в Дир Эбби и Энн Лэндерс. Это не были примеры самопродвижения, потому что в них говорилось именно о сообществе.

Существует множество способов надлежащим образом оповещать людей о том, что мы предлагаем. Во Всемирной Службе НикА есть памфлеты, которые подходят для таких целей, например, «Представляя Анонимных Никотинозависимых», «Новичкам о спонсорстве в Анонимных Никотинозависимых», и

«Представляя НикА медикам». Во Всемирной Службе Анонимных Никотинозависимых также есть компакт диски с объявлениями службы общественной информации, транслировать которые мы можем попросить местные радиостанции. Вот некоторые другие примеры: объявления о местных группах в газетах или на визитных карточках; информация, предоставляемая в местных отделениях национальных организаций здравоохранения. Литература Анонимных Никотинозависимых, представленная на книжных ярмарках или предлагаемая в офисах здравоохранения или больницах.

Если бы кого-то из нас попросили написать книгу или дать интервью в средствах массовой информации, для этого также есть подходящие способы. Человек вправе говорить от своего имени, если он(а) забыл(а) упомянуть, что состоит в Анонимных Никотинозависимых и просто говорит о себе, как о зависимом(ой) от никотина людях. Если же человек идентифицирует себя как члена Анонимных Никотинозависимых, можно скрыть своё лицо и использовать только имя без фамилии.

Многие из нас не сразу пошли на группу, когда впервые о ней услышали, и не стали сразу работать по Шагам, после того, как в первый раз их зачитали. Им нельзя было «продать» программу, они должны были обрести готовность. Самый лучший способ нести послание — это делиться своим опытом, силами и надеждой на группах, служа своими усилиями в работе с другими, правдиво объясняя, о чём программа Анонимных Никотинозависимых, и живя результатами духовного пробуждения, применяя принципы программы в нашей повседневной жизни. Если то, что зависимый от никотина человек видит и слышит, *привлекает* его, он найдёт здесь радушный приём.

Из уважения к другим людям мы не говорим им, что *им нужна наша программа,* или что *они должны делать.* Мы не обеспечиваем каждого «гарантией успеха». Мы не продаём, мы показываем.

Вера и смирение являются духовными принципами, и для того, чтобы остаться духовной программой, нам необходимо практиковать веру и смирение в нашей политике во взаимоотношениях с общественностью.

ДВЕНАДЦАТАЯ ТРАДИЦИЯ

Анонимность — духовная основа всех наших Традиций, постоянно напоминающая нам о том, что главным являются принципы, а не личности.

Анонимность является принципом, настолько фундаментальным для нашей программы, что от неё происходит само наше имя. Проблема никотина и духовная приверженность анонимности — это важнейшие элементы, которые отличают нашу программу выздоровления от других групповых программ. Соблюдая Двенадцатую Традицию, наши члены приходят к пониманию тех духовных благ, которые помогают защитить наше сообщество и поддерживает процесс выздоровления.

Анонимность делает всех нас равными. Это равенство взращивает чувство единства — силу, более могущественную, чем отдельные личности. Наше общее благополучие зависит от единства и самопожертвования, как утверждается в Первой Традиции. Смиренно принимая анонимность, мы развиваем духовные силы. Анонимность и смирение — это духовные спутники, каждый из которых повышает ценность другого.

В нашей молитве Третьего Шага мы просим освободить нас от оков эгоизма и от своекорыстных мотивов. Наша зависимость заставляла нас ставить себя в центр своего поведения. Умственная одержимость заставляла верить, что никотин важнее, чем какие-либо люди, даже наши любимые. Ни наше выздоровление, ни наше сообщество не может пережить своекорыстных мотивов.

Анонимность направляет нас к служению больше, нежели к управлению, подвигая нас к хорошим поступкам этом мире, к тому, чтобы мы проявляли доброту. Избегая саморекламы, мы будем менее склонны разглагольствовать о вопросах, не связанных с нашей деятельностью. Наши намерения станут более привлекательными по мере того, как мы будем нести послание Анонимных Никотинозависимых. Для того, чтобы наши группы сами себя поддерживали, отдельные члены не могут действовать только в собственных интересах.

Ставя принципы на главное место, превыше личностей, мы можем лучше принять *любого человека,* у которого есть желание прекратить употреблять никотин, и сохранять своё внимание на нашей главной цели. Новички могут чувствовать более радушный приём там, где личность не является стандартом, по которому их меряют. Принятие ведёт нас по дороге духовного пробуждения.

Принцип конфиденциальности будет лучше соблюдаться там, где практикуется анонимность. Это увеличивает шансы того, что новички будут *продолжать приходить на собрания,* и начнут освобождаться.

Никотин ничуть не меньше воздействует на людей знаменитых, богатых, интеллектуальных, либо наделённых любыми другими «социальными достоинствами». Мы все начинаем с Первого Шага. Точно также принцип анонимности существует, чтобы обеспечить даже знаменитых людей возможностью начать с Первого Шага, а также для того, чтобы их конфиденциальность уважали все члены. Конфиденциальность порождает доверие. Там, где есть доверие, мужество меняться может получать поддержку от других людей. Доверие может углубить веру в любовь и руководство Высшей Силы.

Помня Двенадцатую Традицию, наши члены обращают внимание на само послание, нежели на посланника. Люди могут ошибаться, тогда как принципы испытываются временем. Смирение позволяет нам расслышать правду, тогда как гордость разрешает верить в свои собственные оправдания и умствования.

Зная, что человек может ошибиться, мы понимаем, что конфиденциальность не может гарантироваться на собраниях, на которых присутствуют новички, ещё незнакомые с этой традицией. Формат каждой группы должен чётко напоминать членам, что конфиденциальность обязательна для выживания нашего сообщества. Доверие драгоценно, и всем необходимо относиться к нему внимательно.

Однако практикуя употребления только имени, не означает того, что человек не может использовать фамилию в пределах группы или в работе сообщества. Возможны случаи, когда использование и имени, и фамилии укрепляет организаторскую ответственность или применяется для получения почты. Те преимущества, о которых говорилось в этом отрывке, делают анонимность необходимой практикой.

Практика анонимности и смирения не означает, что мы не можем отдавать дань уважения. Группы могут отмечать сроки воздержания аплодисментами или медалями. Но это делается не с целью повысить статус какого-либо участника, а просто для того, чтобы отпраздновать выздоровление, полученное честными усилиями и милостью Высшей Силы.

Как наше личное выздоровление, так и постоянный рост нашего сообщества требуют смиренной анонимности, чтобы сохранить наш духовный путь. Уверенность в себе является здоровой, если она уравновешивается благодарностью за милость, которую мы получаем и принципами, которым мы следуем. Наша программа, будучи открытой Высшей Силе, как мы её понимаем, ставит принципы на первое место прежде личностей, даже на этом духовном уровне. В таком многообразном мире принцип анонимности даёт нам силы быть едиными в общем стремлении и выполнять главную цель нашего сообщества.

---

*Двенадцать Традиций перепечатаны и адаптированы с разрешения Alcoholics Anonymous World Services Inc.—Всемирного офиса Обслуживания Анонимных Алкоголиков, Инк. Разрешение перепечатать и адаптировать Двенадцать Традиций не означает, что АА является частью этой программы. АА является программой выздоровления от алкоголизма—использование Двенадцати Традиций в связи с программами и деятельностью по образцу АА, но касающимися других проблем, не предполагает иных случаев.

ДЛЯ ЗАМЕТОК

ДЛЯ ЗАМЕТОК